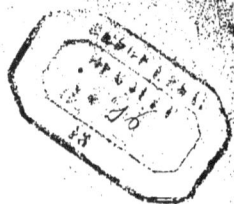

CONTRIBUTION A L'ÉTUDE

DES

ACCIDENTS PULMONAIRES

DE LA

FIÈVRE TYPHOÏDE

PAR

PAUL DUCLOUX

DOCTEUR EN MÉDECINE

Chirurgien interne à l'Asile public d'aliénés (concours 1881),
Lauréat de la Faculté de médecine (prix de 3me année, concours 1880),
Lauréat (prix, concours 1880)
et Secrétaire annuel de la Société médicale d'émulation,
Ex-pharmacien interne des hôpitaux (1877-1878).

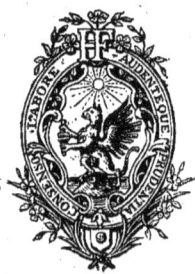

MONTPELLIER
IMPRIMERIE CENTRALE DU MIDI
HAMELIN FRÈRES
—
1882

CONTRIBUTION A L'ÉTUDE

DES

ACCIDENTS PULMONAIRES

DE LA

FIÈVRE TYPHOÏDE

PAR

PAUL DUCLOUX

DOCTEUR EN MÉDECINE

Chirurgien interne à l'Asile public d'aliénés (concours 1881),
Lauréat de.la Faculté de médecine (prix de 3me année, concours 1880),
Lauréat (prix, concours 1880)
et Secrétaire annuel de la Société médicale d'émulation,
Ex-pharmacien interne des hôpitaux (1877-1878).

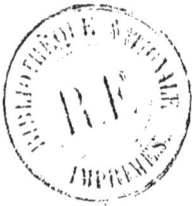

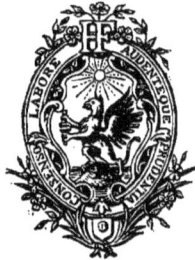

MONTPELLIER
IMPRIMERIE CENTRALE DU MIDI
HAMELIN FRÈRES
—
1882

A MON PÈRE ET A MA MÈRE

A MON FRÈRE
LE DOCTEUR ÉMILE DUCLOUX
Médecin à Cahuzac-sur-Vère (Tarn)

A TOUS MES PARENTS

P. DUCLOUX.

2

A M. LE DOCTEUR MAIRET

Professeur agrégé, Médecin adjoint de l'Asile public d'aliénés

A MESSIEURS LES PROFESSEURS AGRÉGÉS
BATTLE, GAYRAUD, HAMELIN, REGIMBEAU

A MES COLLÈGUES D'INTERNAT

P. DUCLOUX

INTRODUCTION — DIVISION DU SUJET

Au moment où de tout côté la fièvre typhoïde sévit et fauche autour de nous ; au moment où l'Académie de médecine, encore justement préoccupée de la redoutable épidémie dont la Capitale vient d'être le théâtre, termine à peine ses nombreuses et savantes discussions, un travail sur les accidents pulmonaires de la fièvre typhoïde ne pouvait manquer d'intérêt. Telle a été, du moins, l'idée qui a guidé notre choix.

Les recherches auxquelles nous nous sommes livré nous ont fait sincèrement regretter de ne pouvoir consacrer de plus longues heures à une aussi attrayante étude que celle du rôle pathogénique des infiniment petits, que les belles découvertes de Pasteur et les remarquables expériences de Toussaint, Chauveau, Bouley et tant d'autres, ont définitivement mis à l'ordre du jour.

Que ces regrets soient une excuse à l'imperfection de notre œuvre !

Rien n'est plus commun que de découvrir à l'auscultation, dans le cours de la fièvre typhoïde, des phénomènes thoraciques dont l'existence n'est révélée par aucun signe objectif appréciable : quelques râles secs, parfois mêlés de râles muqueux, témoignent seuls de l'apparition du catarrhe bronchique, qu'on s'accorde aujourd'hui à considérer comme un élément véritablement constituant de la maladie. Ces phénomènes thoraciques, qui, le plus habituellement, marchent de pair avec les autres manifestations de la dothiénentérie, peuvent néanmoins, dans certains cas, acquérir une intensité et une gravité considérables : dès lors l'équi-libre est rompu et la forme est constituée. Non pas que la maladie change de forme, qu'il y ait substitution d'une maladie à une autre : il y a seulement accentuation, prédominance des symptômes thoraciques.

A côté du catarrhe bronchique, et presque au même plan, vient se ranger la congestion pulmonaire sous tous ses modes.

L'œdème, la pneumonie, la pleurésie, l'apoplexie, l'embolie de l'ar-tère pulmonaire, la gangrène, la phthisie, sont autant d'affections qui peuvent se rencontrer dans le cours de la fièvre typhoïde.

C'est sur ces diverses manifestations que nous nous sommes proposé de porter notre attention.

Nous aurions pu, suivant en cela l'exemple de divers auteurs qui se sont occupés de la question, diviser les accidents en deux classes, suivant la période de la maladie à laquelle ils appartiennent (périodes d'infec-tion et de réparation); ou, mieux encore, décrire les manifestations du début, de la période d'état et de la convalescence : nous avons préféré consacrer à chacune d'elles un chapitre distinct, sans oublier d'ailleurs d'indiquer la période de la maladie à laquelle elles correspondent habi-tuellement.

La seconde partie de notre travail est consa crée à l'étude de leur nature.

Enfin, dans un dernier chapitre sur le traitement, nous nous effor-çons de faire ressortir les indications et les contre-indications qui peu-vent résulter de leur apparition.

CONTRIBUTION A L'ÉTUDE

DES

ACCIDENTS PULMONAIRES

DE LA

FIÈVRE TYPHOÏDE

BRONCHITE

La fiè re typhoïde était à peine constituée (1) en tant qu'unité morbide, que l'on signalait déjà l'existence du catarrhe bronchique. Bazin (2)
le décrit dans sa thèse inaugurale ; après lui, Bouillaud (3), Delarroque (4), Griesinger (5), Jaccoud (6), le mentionnent également; mais aucun ne lui accorde ni la même gravité, ni le même degré de fréquence.
Castex (7) le relègue au second plan et fait de la congestion pulmonaire
le phénomène essentiel et primitif.

(1) Louis, *Recherches sur la gastro-entérite*, 1829.
(2) Bazin, Thèse de Paris, 1834, n° 300.
(3) Bouillaud, *Clin. méd. de la Charité*, 1837, t. I.— *Nosographie médic.*, 1846,
t. III.
(4) Delarroque, *Traité de la fièvre typhoïde*, 1847.
(5) Griesinger, *Traité des maladies infectieuses ;* traduction. Paris, 1868.
(6) Jaccoud, *Traité de path. int.*
(7) Castex, *Accidents pulmonaires de la fièvre typhoïde*. Thèse de Paris, 1879,
n° 462.

C'est qu'en effet le catarrhe bronchique de la fièvre typhoïde n'évolue pas aussi franchement que la bronchite idiopathique. La toux, toujours assez rare, fait souvent défaut ; l'expectoration est tardive et peu
abondante. Quoi qu'il en soit, et malgré cette irrégularité dans les allures de la maladie, il nous paraît incontestable que, dans l'immense
majorité des cas, le catarrhe bronchique ouvre la scène.

Presque toujours nous avons pu constater les signes habituels du
catarrhe bronchique dès l'arrivée des malades dans les salles de l'hô-
pital, ce qui permet d'admettre que c'est généralement dans le cours
du premier septénaire qu'apparaissent les premiers symptômes d'hyperhémie bronchique.

Bien rarement le malade attire l'attention du médecin sur ce point.
Quelques râles sibilants et ronflants témoignent seuls de l'existence du
catarrhe, dont le développement insidieux et les allures particulières
dénotent, en même temps qu'un défaut de réaction, une atteinte profonde de l'économie.

Peu à peu, les râles deviennent plus nombreux et se généralisent ; ils
peuvent se déplacer, mais leur siége de prédilection est en arrière, au-
dessous de l'angle inférieur de l'omoplate. Ils vont bientôt subir une
modification progressive, qui aura pour résultat de les transformer en
râles muqueux à grosses bulles. Désormais, le catarrhe est entré dans
sa deuxième période. A ce moment, la toux subit une recrudescence,
l'expectoration devient plus abondante : les crachats, d'abord visqueux,
spumeux, s'épaississent progressivement, deviennent franchement muqueux, jaunâtres. La percussion ne donne que des résultats négatifs, et,
quoi qu'on en dise, il n'existe aucune gêne appréciable de la respiration.

Les choses restent en l'état plus ou moins longtemps, avec des périodes d'intermittence, d'amélioration et d'aggravation relatives, pour
s'amender généralement au moment où commence la défervescence
thermique, et disparaître définitivement dès les premiers jours de la
convalescence. Parfois cependant la bronchite passe à l'état chronique,
ce qui aggrave évidemment le pronostic.

Ainsi limitée, cette bronchite, dont la fréquence est telle qu'on peut, à juste titre, lui créer une place dans le tableau symptomatique de la maladie, ne présente généralement pas de gravité. Malheureusement l'hyperhémie peut se propager vers les plus fines divisions bronchiques, et alors le tableau s'assombrit singulièrement.

Si la propagation est brusque, on voit apparaître tout à coup une dyspnée des plus intenses, qu'explique suffisamment le retrécissement du champ de l'hématose. Les mouvements respiratoires peuvent atteindre le chiffre de 40 à 50 chez l'adulte, de 70 à 80 chez l'enfant. En même temps, si l'adynamie n'est pas trop prononcée, on constate une toux humide, fréquente, accompagnée de crachats muco purulents, jaunâtres, souvent striés de sang. La sonorité, à peu près normale à la partie postérieure, est légèrement exagérée à la partie antérieure, par suite de l'emphysème qui accompagne si fréquemment la bronchite capillaire. L'auscultation révèle des râles sibilants mêlés de sous-crépitants fins.

Si la propagation aux petites bronches s'effectue lentement, les accidents ne sont pas aussi brusques ; mais l'asphyxie, pour être lente, n'en est guère moins inévitable, car la bronchite capillaire pardonne rarement.

Parfois, un certain nombre de vésicules pulmonaires sont envahies à leur tour : il y a alors un peu de submatité, et dans certains cas un souffle doux, mais jamais franchement tubaire et sans bronchophonie vraie.

Ces pneumonies lobulaires aggravent encore le pronostic.

L'autopsie révèle les lésions caractéristiques de la bronchite capillaire. Les bronches sont le siège d'une rougeur plus ou moins vive, parfois ecchymotique; les bronchioles sont obturées par une matière muco-purulente d'un blanc jaunâtre ; les unes et les autres sont dilatées par suite de l'accumulation des mucosités et de la paralysie des muscles de Reisseissen.

Les poumons, souples et rosés à la partie antérieure, où existe un peu d'emphysème, sont partout ailleurs mous, friables, gorgés d'un sang noir et d'une sérosité sanguinolente. Ils présentent, à peu de chose près, l'aspect d'un poumon de fœtus qui n'a pas respiré, car, par suite de l'imperméabilité des bronches, les vésicules se sont affaissées.

Lorsqu'il y a eu concomitance de pneumonie lobulaire, on observe à la surface du poumon des granulations jaunes, opaques, sphériques, renfermant un liquide muco- purulent, véritable produit de sécrétion de la vésicule pulmonaire (1). A l'intérieur ou vers la surface du poumon, on trouve des vacuoles transparentes de la grosseur d'un pois ou d'une noisette. Ces vacuoles sont probablement le résultat d'un travail de destruction frappant à la fois les granulations et le tissu intervésiculaire ; elles constituent de véritables petits abcès. Ces abcès, par leur multiplication et leur fusionnement, peuvent donner lieu aux symptômes physiques de la tuberculisation, et c'est là sans aucun doute une des nombreuses sources de la phthisie des typhiques.

La bronchite capillaire et la bronchopneumonie sont des affections rares. Presque exceptionnelles chez l'adulte, on les observe plus fréquemment chez les enfants. Comme le fait remarquer Giraud (2), c'est en effet la forme thoracique qui prédomine chez l'enfant, et c'est elle qui le plus souvent constitue toute la gravité de la fièvre typhoïde.

CONGESTION PULMONAIRE

L'hyperhémie pulmonaire à tous ses degrés a été depuis longtemps constatée dans le cours de la fièvre typhoïde. Louis déclare avoir rencontré 19 fois la splénisation, 17 fois l'inflammation au premier et au deuxième degré, rarement l'hépatisation. Bazin décrit trois degrés de congestion pulmonaire : la congestion simple, la carnification et l'a-

(1) Gastan, *Cours oral de path. int. fait à la Faculté de médecine*, 1880.

(2) Giraud, *des Caractères de la fièvre typhoïde chez l'enfant* (Thèse de Paris, 1881, n° 70). Voyez aussi Decaudin, *Progrès médical*, 1876, p. 816. — D'Espine et Picot, *Manuel pratique des maladies de l'enfance*.

poplexie. Bouillaud mentionne la splénisation, et Ragaine (1) déclare avoir rencontré la congestion hypostatique 7 fois sur 19. En 1857, Béhier (2) insiste tout particulièrement sur le caractère passif des congestions pulmonaires. Après lui, Chedevergne (3) s'attache à démontrer la nature simplement congestive des accidents pulmonaires de la fièvre typhoïde, et c'est encore l'opinion de Cazalis (4).

Enfin, dans ces dernières années, Guillermet (5), Castex (6), Galissart de Marignac (7), tout en faisant la part de l'inflammation vraie, acceptent d'une façon générale le principe établi par leurs devanciers.

La congestion pulmonaire accompagne et suit presque toujours le catarrhe bronchique. Elle se traduit par une dyspnée dont l'intensité, variable suivant l'étendue du mouvement fluxionnaire, peut aller jusqu'à l'asphyxie. Cette dyspnée, que le catarrhe concomitant ne saurait expliquer, est le premier et peut-être le plus sûr indice de l'envahissement du poumon. La toux ne subit pas, en effet, de modification sensible, pas plus d'ailleurs que l'expectoration. Disons toutefois que l'apparition de stries de sang dans les crachats, alors que la bronchite se maintient dans une certaine limite, doit immédiatement faire penser à un mouvement congestif.

Les signes physiques varient suivant l'intensité de la lésion. L'augmentation de densité du poumon entraîne la diminution de la résonnance et du murmure vésiculaire; les vibrations persistent ou sont exa-

(1) Ragaine, *Mémoire sur la fièvre typhoïde.—Bulletin de l'Acad. de méd.*, 1847

(2) Béhier, *de la Forme thoracique et de son traitement.—Archiv. génér. de médec.*, 1857.

(3) Chedevergne, Thèse Paris, 1864 : *Manifestat. congest., inflam. et hémorrh. de la fièvre typhoïde.*

(4) Cazalis, *Valeur de quelques phénomènes congest. dans la fièvre typhoïde.* Thèse Paris, 1874.

(5) Guillermet, *Complications pulmonaires de la fièvre typhoïde.* Thèse Paris, 1878, n° 220.

(6) Castex, *Accidents pulmonaires de la fièvre typhoïde.* Thèse Paris, 1879, n° 462.

(7) Galissart de Marignac, *de la Pneumonie lobaire dans le cours de la fièvre typhoïde.* Thèse Paris, 1881, n° 266.

gérées; la respiration devient rude, légèrement bronchique, mais sans jamais présenter les caractères du véritable souffle tubaire. Les râles se rattachent le plus souvent à la bronchite ou à l'œdème concomitants.

L'œdème pulmonaire accompagne en effet très-fréquemment la congestion pulmonaire. La pression accrue par l'afflux sanguin détermine la transsudation de la partie liquide du sang, qui s'épanche, soit à la surface des alvéoles, soit dans les parois intervésiculaires. Lorsque cette transsudation est assez abondante, il se produit une variété de râle intermédiaire au sous-crépitant fin et au crépitant, qui se distingue de celui-ci par ses bulles plus humides et moins fines.

Il est, d'ailleurs, à peu près impossible de faire la part exacte de la congestion et de l'œdème. Ce qu'il faut avant tout retenir, c'est que ces deux phénomènes sont très-fréquemment liés l'un à l'autre et que leur coïncidence ne peut qu'accroître la gêne respiratoire.

Les mouvements congestifs du poumon sont chose fréquente dans le cours de la fièvre typhoïde ; nous avons eu l'occasion d'en constater de fort beaux exemples, et nous ne saurions mieux faire que d'en reproduire ici quelques-uns.

Observation Ire

(Communiquée par M. le docteur Sarda)

Fièvre typhoïde avec congestion pulmonaire. — Mort.

Adélina R..., vingt-quatre ans, entrée le 28 avril 1879, salle Sainte-Marie, n° 1 (service de M. le professeur Combal).

21 avril. — Céphalalgie, vertiges, malaise général.

22. — Administration d'un purgatif qui amène la diarrhée.

28. — Céphalalgie, bourdonnements d'oreilles ; météorisme abdominal, coliques, mais pas de gargouillements. *Les deux temps de la respiration ont un timbre élevé ; à droite, en arrière, un peu de sécheresse et quelques râles muqueux.* Le larynx est rouge, un peu in-

jecté, la langue râpeuse. Les parties latérales du thorax et la paroi abdominale sont parsemées de pétéchies. T., 40° 1. Resp., 40. — Soir: T., 40° 7.

29. — *Congestion pulmonaire aux deux tiers inférieurs du poumon droit.* T., 39°4, — 40°.

30. — Diarrhée abondante. Langue sèche, chargée, rouge. T., 37°9, — 39°6.

1er mai. — Stupeur, subdélirium ; diarrhée moindre. *Respiration faible à droite en avant, supplémentaire à gauche ; hypostase à la base du poumon gauche.* T., 38°4, — 39°7.

2. — Oppression considérable. Pas de selles depuis vingt–quatre heures. Borborygmes ; fuliginosités à la langue et aux gencives. *Râles sibilants en avant des deux côtés, muqueux à la base.* T., 39°2, — 39°9. Pouls, 120.

3. — Les fuliginosités ont gagné le palais. Pouls très-fréquent. Oppression ; pas de douleur. Plus de diarrhée. Météorisme abdominal. T., 39°5, — 39°8.

4. — La constipation persiste. Délire calme ; somnolence. T., 38°6, — 39°7.

5. — Eschare au sacrum. Plus de taches. *Râles muqueux en avant et en arrière.* Le météorisme et la constipation persistent. T., 39°4, — 39°6. Pouls, 112. Resp., 40.

6. — *Crachats sanguinolents. Matité à droite, au bord externe en avant, sibilants à gauche, sous-crépitants à la base du poumon droit.* Adynamie extrême. T., 39°2, — 39°3. Pouls, 128. Resp., 56.

7. — Hoquet depuis la veille. Pouls petit. Langue rouge, moins sèche. *Hypostase à gauche, en arrière et à la base.* T., 38°8, — 39°5. Pouls, 112. Resp., 44.

8. — Hoquet persiste ; diarrhée. Pouls très-faible. T. 38°5, — 39°8.

9. — Faiblesse augmente rapidement ; respiration haletante ; diarrhée moindre. T., 37°9, — 39°8. P., 120. Resp., 56.

10. — Défaut de coordination des mouvements. Parole embrouillée. Miction involontaire. T., 38°5, — 39°4.

11. — Soubresauts des tendons : plus de diarrhée. Suffusion ictérique aux sclérotiques. Parole incompréhensible. T. 38°5.

Morte le soir.

Observation II

(Communiquée par M. le docteur Saussol)

Fièvre typhoïde avec congestion pulmonaire double. — Guérison.

Martin, vingt-trois ans, soldat au 122e, entré le 26 septembre 1877, salle St-Lazare, n° 10 (service de M. le professeur Combal ; M. le professeur agrégé Hamelin, suppléant). Complexion médiocre, constitution moyenne, tempérament nerveux. Pas d'antécédents pathologiques héréditaires.

Huit jours avant son entrée, diarrhée, inappétence.

24. — Frissons réitérés suivis de chaleur, puis de sueurs. Malaise, céphalalgie.

25. — Diarrhée abondante avec coliques ; céphalalgie.

26. — Décubitus dorsal, affaissement. Vertiges dans la position assise. Pas de délire, réponses nettes. Peau sèche, brûlante ; pouls fréquent. Gargouillement dans la fosse iliaque droite, douleur à gauche ; diarrhée. Langue sèche, rouge à la pointe et sur les bords. Fuliginosités sur les dents. Pas d'épistaxis. — *Toux, râles sibilants et ronflants généralisés.*

Limonade gommée. Bouillon et vin.

Temp., soir, 40°2. Pouls, 104.

27. — A peu dormi, mais pas de rêves. — Temp., 40°. P., 90.

Administrer matin et soir un bain tiède avec affusion froide.

Arséniate de soude..........	0,05
Eau......................	200
Vin	100

Une cuillerée avant le bouillon du matin.

Soir. — Avant le bain, temp., 40°6. — Après le bain, temp., 39°7. P., 84. Resp., 28.

28. — *Congestion pulmonaire double, plus intense à gauche.*

Temp,, 40°. P., 96. Resp., 30.—*Huit ventouses sèches à gauche.*— Eau de riz acidulée.

Soir. — Taches rosées sur l'abdomen.

Boutons d'acné répandus sur toute la surface du corps. *Toujours congestion à gauche.*

Temp., 40°4. P., 92. Resp., 32.

29. — *Respiration gênée.* Plusieurs selles. — Temp., 39°8. P., 90. Resp., 34. *Huit ventouses sèches.*

Soir. — Un peu d'herpès labialis.— Temp., 40°6.

30. — *Congestion augmente en intensité et en étendue.* Temp., 39°9. P., 96. *Vésicatoire sur le côté gauche.*

Soir. — Se trouve bien dans le bain, mais tousse beaucoup en sortant. Réaction lente. Temp., 40°3.

1er octobre. — *Râles sous-crépitants aux bases ; en arrière, sibilants.* Temp., 39°4. P., 88. Resp., 26.

Soir. — *Signes de congestion ; crachats sanguinolents.* Tousse et grelotte en sortant du bain. Réchauffer promptement par frictions et couvertures. Temp., 40°8. P., 76.

2. — *Râles sous-crépitants à la base gauche.* Voix de plus en plus rauque. Temp., 39°. P., 92. Deux cuillerées de vin arsénié.

Soir. — Temp. 40°8.

3. — Temp. 38°9. — Soir, deux selles ; langue humide, voix rauque ; affaissement moins prononcé. T., 40°. P., 82.

4. — Muqueuse buccale un peu rouge. Voix enrouée ; *a craché un peu de sang.* T., 39°. Suspendre les bains.

Gargarisme : Chlorate potasse...	2 grammes.	
Sirop groseille....	60	—
Eau...........	120	—

Soir. — Pas de douleur au gosier ni gêne pour avaler. T., 39°6. P., 96. Resp., 28.

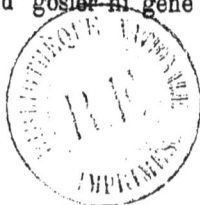

5. — Un peu de diarrhée. Voix rauque ; *a craché du sang;* pas d'ulcérations apparentes sur le larynx. T., 39°6.

Soir. — *Râles sibilants, ronflants et sous-crépitants, surtout à gauche.* T., 40°. P., 105.

6. — *Râles sous-crépitants à la partie postérieure gauche; un peu d'obscurité à la partie externe du même côté.* T., 38°.

Soir. — T., 40°. P., 84. Resp., 28.

Râles sous-crépitants ont diminué. Quelques râles plaintifs.

7. — Un peu plus d'affaissement. T., 37°6. — 38°9.

Ajouter cinq gouttes de teinture de noix vomique dans chaque cuillerée de vin arsénié.

8. — Toujours très-enroué. *Quelques stries de sang dans les crachats, sous-crépitants.* Deux selles en diarrhée. T., 38°3, — 39°6.

Inhalations d'essence de térébenthine. Looch kermétisé à 15 centigr.

9. — *Sous-crépitants disséminés dans toute l'étendue.* T., 38°2. Resp., 28.

Vésicatoire entre les épaules. Infusion de lierre terrestre.

Soir. — Légère épistaxis. T., 39°8. P., 96.

Deux selles ; voix rauque. A neuf heures, subdélire ; le malade arrache le vésicatoire, se lève et va se promener dans la salle. On le remet au lit, et le vésicatoire est replacé.

10. — Une selle. Subdélire a disparu. T., 38°2. P., 90.

Soir. — T., 39°5. P., 84. Resp., 30. *Gros râles muqueux.*

11. — Une selle ; *râles diminent.* T., 38°4. — 38°7.

12. — Apyrexie ; peau moite. Le malade se sent beaucoup mieux et en manifeste son contentement. Appétit revient. Pas de diarrhée.

Râles sibilants, ronflants, sous-crépitants, mais beaucoup moins nombreux.

13. — L'amélioration s'accentue. Alimentation très-légère.

Sortie vingt jours plus tard.

Observation III

(Communiquée par M. P. Gilis, interne des hôpitaux)

Fièvre typhoïde avec congestion pulmonaire. Mort subite. — Autopsie

E. Paccard, soldat au 122ᵉ, entré le 27 juillet 1882, salle Saint-Barthélemy, 23 (service de M. le Médecin principal); malade depuis huit jours; n'a subi aucun traitement.

Stupeur très-prononcée, diarrhée séreuse, peau sèche, langue légèrement rôtie. Temp. du soir, 40°8.

Prescriptions: riz au lait, diète de vin. Un gram. de chloral pour le soir.

28 juillet. — A déliré pendant la nuit, a quitté son lit. Même état général. Temp., 40°, — 40°7.

29. — Céphalalgie intense, plus particulièrement pendant la nuit. Dans la matinée, épistaxis. Diarrhée abondante. *Toux, râles stibilants généralisés.* — Temp., 40°.

Prescriptions: sulfate de quinine, 1 gr., en potion, avec six gouttes de chloroforme; potion au chloral; lavement avec infusion de camomille. Temp. du soir, 40°2.

30. — La céphalalgie persiste. Pouls fréquent, tendu. Langue blanche, humide sur les bords. Météorisme, diarrhée abondante. *Râles de bronchite généralisés; à gauche en arrière, quelques râles sous-crépitants.* Temp., 39°, — 39°8. — 0,80 sulf. quinine.

31. — La diarrhée persiste, la céphalalgie a diminué, la stupeur est moins prononcée. *Les signes de congestion pulmonaire s'accentuent; la respiration est fréquente, un peu gênée.*

Les jours suivants, l'état du malade reste à peu près stationnaire.

5 août. — *Outre les signes de bronchite généralisée, il existe du côté gauche une congestion des plus intenses, qui nécessite l'application d'un vésicatoire.*

7. — Les principaux symptômes de la fièvre typhoïde se sont amendés, l'état général est notablement amélioré, mais les signes de con-

gestion pulmonaire persistent malgré l'application du vésicatoire. *La respiration est rude, légèrement bronchique, l'expiration prolongée ; râles sonores et sous-crépitants. Toux légère ; crachats aqueux, non striés de sang.*

9. — *La lésion pulmonaire est en voie de régression ;* l'état général est satisfaisant. — Les jours suivants, la convalescence s'affirme franchement, et tout fait prévoir une prompte et entière guérison, lorsque le malade, réveillé en sursaut par les cris de « A l'assassin ! » poussés par un typhoïsant en délire qui s'était précipité hors de son lit, se dresse brusquement sur son lit et retombe inanimé.

L'autopsie révéla les lésions intestinales caractéristiques de la fièvre typhoïde. *Le poumon gauche boursoufflé présentait une coloration rouge violacé et laissait échapper à la coupe une grande quantité de sang. La crépitation paraissait notablement diminuée, mais toutes les parties de l'organe surnageaient.*

C'est généralement dans le cours du second septénaire qu'apparaît la congestion pulmonaire. Bien qu'on puisse la rencontrer dans tous les points, son siége de prédilection est dans les parties déclives. Elle se déplace assez fréquemment, surtout au début. Sa marche est assez irrégulière, sa durée généralement moindre que celle du catarrhe bronchique, qui presque toujours se prolonge après elle. Parfois cependant l'un et l'autre persistent jusqu'à une époque assez avancée de la convalescence, qu'elles retardent et contrarient.

Son pronostic, sans être bien grave, est toujours sérieux. En se généralisant, elle peut amener rapidement l'asphyxie ; elle peut encore faciliter, par obstacle mécanique à la circulation, la production de caillots dans le cœur droit (1). Marvaud signale, il est vrai, comme cause adjuvante, la tendance du sang à se coaguler sous l'influence de l'hypérinose, occasionnée par la phlegmasie respiratoire; mais c'est là une influence largement contre-balancée par l'action du virus typhique sur le

---

(1) Marvaud, *de la Mort subite dans la forme thoracique de la fièvre typhoïde.* — *Archives gén. de médecine,* août, septembre 1880.

sang. On sait en effet que, sous l'influence de la fièvre typhoïde, il y a diminution de la fibrine, des globules rouges, de l'albumine et des matériaux solides du sérum, altération qui a pour résultante une fluidité anormale du liquide sanguin.

Quoi qu'il en soit, l'obstacle mécanique apporté au renouvellement du sang peut suffire à expliquer, conjointement avec la parésie cardiaque, la production de concrétions sanguines, et alors la mort peut se produire de deux façons : brusquement, par embolie de l'artère pulmonaire; lentement, par accroissement progressif des concrétions.

Ce sont là des faits heureusement fort rares. Dans la grande majorité des cas, la congestion pulmonaire se termine par résolution.

L'autopsie des sujets morts en état de congestion pulmonaire révèle certaines lésions particulières. Lorsque l'hyperhémie a été modérée, le poumon est boursoufflé, d'un rouge foncé ; il crépite moins qu'à l'état normal et ne surnage pas aussi franchement. A la coupe, il s'échappe une grande quantité de sang, les bronches sont pleines d'écume sanguinolente. Lorsque la congestion a été plus intense, la couleur est plus foncée et tire sur le noir, la crépitation fait presque entièrement défaut, le tissu est friable et parfois assez dense pour gagner le fond de l'eau. La tuméfaction du tissu interstitiel et la compression des alvéoles par les vaisseaux dilatés font perdre au poumon tout indice de structure cellulaire, d'où le nom de splénisation. Toutefois l'insufflation lui rend en partie son apparence normale, ce qui indique bien qu'il n'y a pas inflammation.

Faut-il voir dans cette hyperhémie pulmonaire un véritable mouvement fluxionnaire, ou n'y a-t-il que congestion passive? A vrai dire, tout au début plaide en faveur de la congestion active. Le siége de la lésion en des points qui ne correspondent pas toujours aux parties déclives, les alternatives d'amélioration et d'aggravation par lesquelles elle passe, la mobilité des symptômes, tout semble indiquer une fluxion véritable. Mais ce mouvement initial ne tarde pas à se modifier : la localisation progressive de la lésion dans les parties déclives, à mesure que l'adynamie fait des progrès, que l'énergie du cœur s'affaiblit, que le décubitus dorsal se prolonge, ne tarde pas à démontrer que la fluxion primitive a fait place à une congestion torpide.

Ces stases sanguines peuvent parfois se produire assez rapidement. Les troubles fonctionnels qu'elles entraînent sont généralement peu manifestes, mais leur gravité n'en est pas moins sérieuse. Par contre, la mobilité des lésions, quelque bruyantes que soient leurs manifestations, constitue, jusqu'à un certain point, un signe de bon augure.

Pendant qu'évoluent ces divers accidents thoraciques, que devient la fièvre typhoïde? D'une façon générale, on peut dire qu'il y a antagonisme entre ses diverses manifestations : à mesure que les symptômes thoraciques deviennent prédominants, on observe une diminution dans l'intensité des autres symptômes. Disons toutefois, pour ne rien exagérer, que cette influence ne se retrouve pas toujours, et que jamais, d'ailleurs, la manifestation prédominante n'arrive à masquer les symptômes habituels de la dothiénentérie.

PNEUMONIE

Bouillaud, le premier, mentionne la pneumonie des typhiques, qu'il désigne sous le nom de *pneumonie bâtarde*. A peu près à la même époque, Delarroque l'étudie sommairement sous le nom de *pneumonie typhoïde* ou *pneumonie bâtarde*. Monneret et Fleury (1), Grisolle (2), la décrivent également. Enfin, Dietl (3) prononce pour la première fois le mot de *pneumonie typhoïde*, qu'il applique à des fièvres typhoïdes

(1) Monneret et Fleury, *Compendium de médecine*, t. VII et VIII, 1846.
(2) Grisolle, *Traité pratique de la pneumonie*. Paris, 1846.
(3) Dietl, *sur le Diagnostic et le Traitement du typhus;* Wiener Wochenschrift.

présentant dès leur début une pneumonie. Après lui, de nombreux auteurs emploient cette expression, à laquelle ils attachent malheureusement un sens différent. Les uns, à l'exemple de Ghérardt (1), décrivent sous ce nom des cas commençant par une pneumonie, dans lesquels, au lieu de voir se produire la terminaison habituelle de l'inflammation pulmonaire, on voit se développer une fièvre typhoïde; ou encore les pneumonies survenant dans le cours de la fièvre typhoïde (Gibbes (2), Lépine (3)). D'autres, parmi lesquels Grisolle, Hérard et Gauchet (4), Lorain (5), Bucquoy (6), Floquet (7), Guido-Banti (8), entendent sous ce nom des pneumonies idiopathiques avec état typhoïde.

Nous adopterons la première de ces deux acceptions.

La pneumonie du début est absolument rare : nous n'en avons trouvé que quelques observations, parmi lesquelles une ou deux même laissent à désirer. Nous allons les reproduire brièvement :

Observation IV

Griesinger, *Maladies infectieuses*, traduit par Vallin. Paris, 1877, p. 346.

Une fille de quinze ans mourut au neuvième jour d'une fièvre typhoïde. Elle offrait une augmentation très-considérable de la rate ; ce viscère était turgescent, mou et ramolli ; beaucoup de glandes mésentériques présentaient une tuméfaction récente et de couleur violet clair ; les glandes de Peyer étaient légèrement tuméfiées, d'un rouge foncé ou grisâtre, un peu réticulées ; sur une plaque, il y avait une perte de substance de la grosseur d'une tête d'épingle.

(1) Ghérardt, *de la Pneumonie typhique :* Schmidt Jahrbücher, 1878.
(2) Gibbes, *sur la Pneumonie typhoïde ;* American Journal, 1842.
(3) Lepine, *Diction. de méd. et de chir. prat.*, art. Pneumonie.
(4) Hérard et Gauchet, *sur la Pneumonie typhoïde ;* Union médicale, 1860.
(5) Lorain, *de la Température du corps humain et de ses Variations dans les diverses maladies.*
(6) Bucquoy, *Gazette des hôpitaux*, 1879, p. 530.
(7) Floquet, *de la Pneumonie typhoïde.* Thèse Paris, 1879.
(8) Guido-Banti, *de la Pneumonie miasmatique ;* Archiv. gén. de méd., 1880.

Dans les deux poumons, on trouva une hépatisation d'un rouge brun, un peu molle, occupant toute la partie inférieure des deux poumons et une partie du lobe supérieur gauche. L'aspect de la rate et des glandes mésentériques ne permit pas d'admettre qu'il ne s'agît que d'une pneumonie double ordinaire.

Observation V

Ed. Raynaud, *Bulletin de la Société anatomique,* 1837, p. 211.

X...., garçon boulanger, dix-neuf ans; constitution robuste; pas de maladies antérieures. Depuis quinze jours, il ressent du malaise, de l'inappétence, des douleurs abdominales, puis des coliques.

Dans les derniers jours, il a toussé, a ressenti un peu de gêne de la respiration et a rendu des crachats sanguinolents.

28 avril. — Malade abattu. Langue large et couverte d'un enduit grisâtre. Toux et crachats rouillés. Matité et râles crépitants à la partie postéro-inférieure du poumon gauche.

1er mai. — Agitation, délire. Rate médiocrement volumineuse. Face hébétée. Douleurs abdominales augmentant par la pression; plusieurs selles diarrhéiques.

3. — Matité à la partie inférieure et postérieure de la poitrine ; on n'entend pas la respiration. Mort pendant la nuit.

Autopsie. — Un peu d'engouement au bord postérieur du lobe supérieur du poumon gauche. Hépatisation rouge de tout le lobe inférieur. Engorgement des lobes moyen et inférieur droits. Les intestins sont distendus par des gaz. Le cinquième inférieur de l'intestin grêle présente un développement considérable des glandes de Brunner. Les plaques de Peyer paraissent tuméfiées, rouges ; quelques-unes, les plus inférieures, sont dans un état voisin de l'ulcération.

En outre, perforation stomacale et péritonite.

Observation VI

Lucas-Championnière. (Thèse de Galissart, p. 109.)

Bergonneau, dix-huit ans, entré le 28 avril 1881 à Lariboisière, est alité depuis quatre ou cinq jours.

28 au soir. — Maux de tête, épistaxis, diarrhée, gargouillement. Congestion pulmonaire. Matité, souffle, râles crépitants en bas, en arrière et à gauche.

29. — Signes manifestes d'une pneumonie du lobe inférieur gauche. Vésica-toire, potion cordiale avec extrait de quina.

30. — Souffle intense dans tout le poumon gauche.

1er mai. — Taches rosées, sudamina.

Mort le 8 mai, dans la prostration, vers le quinzième jour de la maladie.

Autopsie. — Gonflement des plaques de Peyer, mais sans ulcération. Hyper-hémie et ulcération de plusieurs follicules clos, dans toute la moitié terminale de l'iléon.

Ganglions mésentériques tuméfiés, ramollis.

Rate doublée de volume, ramollie.

Hépatisation grise manifeste de tout le lobe inférieur du poumon gauche.

A côté de ces observations, nous en pourrions citer d'autres, celles, par exemple, de Caxtex et de Lépine (1), bien que le diagnostic n'y pa-raisse pas aussi exactement justifié. Mentionnons enfin les six observa-tions de Ghérardt, l'observation VI de Castex, l'observation de Cho-mel (2), dans lesquelles la pneumonie a ouvert la marche, et sur les-quelles nous aurons plus tard l'occasion de revenir.

Observation VII
Fièvre typhoïde avec pneumonie double.— Mort. — Autopsie

X...., soldat au 122e, vingt-quatre ans, entré le 5 février 1879, salle Saint-Barthélemy, n 10 (service de M. le Médecin principal).

Forte complexion, bonne constitution. Huit jours avant, malaise, faiblesse.

Le 2 février, administration d'un ipéca, qui produit d'abondants vomissements.

5. — Face rouge, congestionnée ; yeux humides. Hébétude très-prononcée ; réponses lentes, d'ailleurs assez exactes. Gargouillement dans la fosse iliaque droite, sans douleur. *Râles sibilants et ronflants des deux côtés.* Pouls plein, fréquent. T., 39°8.

(1) Lépine, *Revue mensuelle de médecine et de chirurgie,* 1878.
(2) Chomel, Thèse de Guillermet, 1878. Observation IV, p. 31.

Bouillon. Cataplasmes sur le ventre. Lavement avec infusion de ca-momille (*bis*). — Soir : T., 40°8. Même état général.

6. — Dans la nuit, trois selles diarrhéiques, épistaxis. Langue sale, humide ; ventre ballonné, indolore. Ni vertiges, ni bourdonnements d'oreille. Céphalalgie. Affaissement plus prononcé. T., 40°. P., 95.— Soir : 40°2. Potion antispasmodique.

7. — Dans la nuit, selles diarrhéiques. Décubitus dorsal, stupeur profonde. Taches rosées sur l'abdomen, larges et nombreuses. *Râles crépitants à la base gauche, sibilants et ronflants généralisés ; crachats muqueux striés de sang.* T., 40°. P., 98. Resp., 25. Potion avec t. digitale, huit gouttes. — Soir : T., 40°.

8. — Diarrhée abondante, stupeur profonde. Les taches rosées, plus nombreuses que la veille, sont devenues plus larges et présentent une teinte rouge sombre ; il en est apparu quelques–unes au cou et à la face. La plupart disparaissent par la pression ; les plus foncées lais-sent sous le doigt une légère teinte rose. T., 40°, matin et soir.

9. — L'éruption progresse ; le thorax est couvert de larges taches d'un rouge sombre, tirant parfois sur le violet. Langue sèche, recou-verte, ainsi que les gencives, de fuliginosités épaisses et noirâtres.

Matité à gauche, râles crépitants fins ; quelques frottements pleu-raux. A droite, sous-crépitants aux deux tiers inférieurs. Respiration gênée, avec dilatation exagérée des ailes du nez. Crachats sanguino-lents rejetés à grand'peine. T.. 39°2. Resp., 29°. Potion avec 3 gr. extrait mou de quina. — Soir : T., 40°2.

10. — Stupeur de plus en plus profonde ; immobilité absolue dans le décubitus dorsal. T., 38°7. P., 118. Infusion de café. — Soir : T., 40°.

11. — Dans la nuit, délire calme, qui persiste. Langue sale, rôtie ; *gêne extrême de la respiration.* Diarrhée toujours aussi abondante. L'éruption persiste. T., 38°5. — 39°8.

12. — *Toux, expectoration très-difficile. Crachats sanguinolents.* Diarrhée moindre ; l'éruption se maintient. Déglutition des liquides devenue difficile. T., 39°3.

Suspendre la digitale et les lavements de camomille ; 0,50 de sulfate quinine. — Soir : T., 39°7.

13. — Coma. Face congestionnée. Pouls très-fréquent, filiforme. Déglutition à peu près impossible. *Gêne extrême de la respiration*. T., 40°5.

Frictions d'onguent napolitain sur le cou. Sinapismes aux extrémités. — Soir : T., 39°5. — Mort à six heures.

Autopsie. — Ulcération d'un certain nombre de plaques de Peyer ; d'autres sont simplement tuméfiées. Rien au cœur ; le muscle paraît seulement un peu pâle. Hépatisation rouge manifeste des lobes inférieurs gauche et droit ; le lobe moyen est le siége d'une congestion intense. Plus de traces de l'éruption.

Observation VIII

Fièvre typhoïde avec pneumonie.— Guérison.

X...., entré le 13 décembre 1881, salle Saint-Barthélemy, n° 3 (service de M. le Médecin principal).

Le début remonte à six jours.

État actuel : décubitus dorsal, prostration très-marquée, gargouillement dans la fosse iliaque gauche, diarrhée, quelques taches rosées sur l'abdomen. *Toux légère, sans expectoration ; respiration dure*.

Température du soir, 39°4.

14. — Langue sale et blanchâtre, rouge sur les bords ; taches rosées sur l'abdomen, qui n'est ni tendu ni douloureux. Pouls à 80. *Respiration rude, expiration prolongée*. Temp., 37°8.

Prescriptions : potion avec 2 grammes de chloral, 0,80 sulfate de quinine.

Temp., soir, 40°5.

15. — Ventre légèrement ballonné, non douloureux ; diarrhée persiste. P., 108. T., 38°5, — 39°2.

16. — Plus de diarrhée, langue meilleure, pouls bon. En somme, légère amélioration.

17. — *La toux, qui avait disparu, reparaît.* Il en est de même de la diarrhée.

La percussion révèle un peu de matité à gauche et en arrière, à la base du thorax. Le murmure vésiculaire est affaibli, mais il n'existe encore aucun râle. P., 120. T., 38°5, — 40°.

18. — Surexcitation très-marquée. Langue sèche. *La respiration est fréquente, anxieuse. Toux, crachats rouillés. A gauche et en arrière, matité, râles crépitants.* T., 39°5. P., 100.

Application d'un vésicatoire. Serpentaire de Virginie, 1 gramme en infusion. Temp., soir, 39°7.

19. — *Persistance des râles crépitants ; tout autour, quelques râles sous-crépitants.* Les symptômes abdominaux sont très-notablement amendés. T., 39°4, — 40°5.

20. — *Les râles sont moins nombreux et moins accentués; la respiration est plus libre et moins précipitée. Encore quelques crachats légèrement striés de sang.* T. 38°, —39°5.

21. — *La lésion pulmonaire est en pleine voie de régression. L'oppression a entièrement disparu. Crachats jaunâtres.* Apparition de quelques vésicules d'herpès sur les lèvres. T., 38°1, — 37°7.

22. — *Les râles ont disparu.* Le ventre est souple, la langue bonne. Pas de diarrhée. T. 37°7, — 38°2.

23. — Apyrexie complète. Le malade entre définitivement en convalescence.

L'analyse des diverses observations mentionnées ci-dessus démontre que, lorsque la pneumonie éclate dans les premiers jours de la fièvre typhoïde, son début est brusque et bruyant ; au contraire, lorsqu'elle survient à une période assez avancée de la fièvre typhoïde, son apparition et son évolution sont absolument insidieuses : ce qui tient sans aucun doute à l'adynamie profonde, conséquence de l'imprégnation de l'économie par le virus typhique. Dans le premier cas, l'ascension thermique est brusque et considérable; dans le second, la courbe ther-mique ne subit aucune modification sensible.

D'après Griesinger, on observe assez fréquemment la rémission brus-que terminale du septième jour ; nous avons vu d'autre part que les six malades de Ghérardt se sont tous rétablis. Quoi qu'il en soit, la pneumonie étant au même titre, et plus encore peut-être que les autres lésions pulmonaires, une cause de diminution du champ de l'hématose, son pronostic est par le fait très-sérieux.

Les lésions anatomiques sont, d'après Cornil, absolument les mêmes que celles de la pneumonie fibrineuse aiguë.

Cette pneumonie lobaire, que nous avons si rarement constatée au début de la fièvre typhoïde, s'observe plus fréquemment pendant la période d'état. Galissart en rapporte quatorze observations dans sa thèse inaugurale. Voici, d'après l'analyse de ces observations, quels sont, dans ce cas, les symptômes et la marche de la maladie.

Le début brusque par point de coté et frisson est rare, plus rare encore que dans la pneumonie du début. Lors de l'apparition de la pneumonie, la température ne subit que très-rarement une exacerbation; elle reste habituellement stationnaire et peut même subir une déferves-cence (Galissart, Céreuville (1)).

L'influence de la lésion pulmonaire sur l'évolution ultérieure de la température est douteuse et mal déterminée (Galissart). Le pouls devient plus fréquent ; mais c'est surtout du côté de la respiration que surviennent les modifications les plus nettes. L'apparition de la phleg-masie se manifeste par une augmentation du nombre des mouvements respiratoires et une dyspnée dont l'intensité variable est souvent hors de proportion avec l'étendue de la lésion. Exceptionnellement, les fonc-tions respiratoires ne subissent aucune modification. La toux et l'ex-pectoration, si elles n'existaient déjà du fait du catarrhe bronchique concomitant, apparaissent avec leurs caractères habituels. Ajoutons que la phlegmasie occasionne toujours une aggravation de l'état général, et plus particulièrement une accentuation notable de l'adynamie. En

(1) Céreuville, *Observations cliniques sur la fièvre typhoïde.* Zurich, 1868.

revanche, les symptômes abdominaux sont parfois manifestement amendés.

La marche de la maladie est rapide ; la mort, qui en est malheureusement bien souvent la conséquence, survient habituellement du troisième au cinquième jour. Le pronostic n'est cependant pas absolument fatal. Griesinger déclare avoir vu guérir plusieurs cas assez graves ; Destais (1) va même jusqu'à admettre qu'elle se termine le plus souvent par la résolution. Malgré ces affirmations, nous croyons, avec Grisolle, Monneret et Fleury, qu'elle est un des accidents les plus redoutables de la fièvre typhoïde.

Le pronostic est d'ailleurs subordonné à l'état général. Lorsque l'issue doit être favorable, la défervescence a lieu vers le septième ou le huitième jour, comme dans la pneumonie primitive.

La pneumonie de la période d'état, quoique plus fréquente que celle du début, est encore assez rare. Galissart admet, d'après le relevé d'un certain nombre de statistiques, qu'elle ne se présente que 4 à 5 fois sur 100. Disons toutefois que Murchison l'a trouvée 13 fois sur 100, et Flint, 12 fois sur 73.

Chez les enfants, d'après Thomas (2), la fièvre typhoïde serait une des maladies fébriles aiguës qui s'accompagnent le plus souvent de pneumonie fibrineuse. Rillet (3) prétend, au contraire, ne l'avoir rencontrée que quatre fois.

La pneumonie qui éclate dans le cours de la convalescence ne présente rien de particulier. Son pronostic est moins grave que celui de la période d'état ; on la rencontre d'ailleurs bien rarement.

Exceptionnellement, la pneumonie peut passer à l'état chronique ; elle devient alors une source de dangers sur la gravité desquels il n'est pas besoin d'insister.

Destais a décrit, sous le titre de *pneumonie pseudo-lobaire,* une

(1) Destais, Thèse Paris, 1877, n° 121.

(2) Thomas-Croupôse, *Pneumonie,* in *Gherardt's Handbuch der Kinderkrankciten,* 1878.

(3) Rillet, *de la Fièvre typhoïde chez les enfants.* Thèse Paris, 1840.

pneumonie lobulaire qui s'accompagne de lymphangite pulmonaire. Ces pneumonies pseudo-lobaires sont des accidents de la convalescence.

PNEUMONIE HYPOSTATIQUE. — La pneumonie hypostatique n'est, à vrai dire, que le degré le plus élevé de la congestion passive. Sous l'influence d'une congestion intense et longtemps prolongée, certaines parties du poumon, les parties déclives en général, par suite de la compression exercée, soit par les vaisseaux gorgés de sang, soit par l'œdème périphérique, arrivent à former des masses denses, véritables blocs imperméables qui constituent des foyers de pneumonie hypostatique. Le début insidieux de cette pneumonie, sans frisson ni point de côté, son évolution mal accusée, sa localisation habituelle dans les parties déclives, sa généralisation aux deux bases, enfin sa persistance au delà du terme normal de la pneumonie franche, suffisent à la distinguer de celle-ci. Il y a, il est vrai, la matité, le souffle, l'augmentation des vibrations, mais le râle crépitant vrai n'existe pas. Les râles que l'on perçoit sont des râles plus gros et surtout plus humides ; ils se rattachent à la congestion ou à l'œdème périphériques.

Ces deux affections s'en distinguent par la matité et le souffle, qui ne sont jamais aussi prononcés; par la persistance du murmure, le déplacement possible de la lésion, la densité moindre du tissu pulmonaire, qui va rarement au fond de l'eau. — A l'autopsie, la pneumonie hypostatique se présente sous forme de masses compactes, friables, d'un rouge brun foncé, se précipitant franchement au fond de l'eau, ne crépitant plus et laissant échapper à la coupe une grande quantité de sérosité sanguinolente. Ces foyers, généralement mal délimités, sont presque toujours bilatéraux et siégent dans les parties déclives.

Enfin, la pneumonie hypostatique n'étant pas le résultat de la coagulation d'un exsudat alvéolaire, on n'y trouve ni la surface granuleuse, ni les cylindres fibrineux de la pneumonie franche.

Lorsque la lésion est très-étendue, elle peut amener rapidement l'asphyxie. Si sa résolution tarde trop, les parties centrales des foyers pneumoniques peuvent devenir le siége d'un travail destructif ou d'une véritable grangrène. L'élimination dez parties ramollies donne lieu à des cavernes de dimensions variables, dont l'existence se traduit par les signes physiques habituels de ce genre d'altération. Ces cavernes constituent une des sources de la pneumonie des typhiques.

La pneumonie hypostatique n'est pas très rare; son pronostic est grave.

DIAGNOSTIC DIFFÉRENTIEL. — Les diverses formes de pneumonie décrites, tour à tour, sous les noms de *pneumonie typhoïde, miasmatique, infectieuse,* présentent avec la pneumonie du début des typhiques une analogie suffisante pour embarrasser le diagnostic. Disons cependant que ces diverses variétés de pneumonie asthénique se développent plus particulièrement chez les sujets débilités, les vieillards; qu'elles apparaissent assez fréquemment sous forme épidémique ; qu'elles s'accompagnent rarement de météorisme (Floquet), de gargouillement (Barella), plus rarement encore de taches rosées. Malgré ces quelques indications, le diagnostic présente parfois des difficultés insurmontables : il faut alors attendre, et si, après l'époque où se juge habituellement la pneumonie, on voit l'état général rester mauvais, l'élévation thermique se maintenir, on portera le diagnostic de fièvre typhoïde.

Le diagnostic de la pneumonie de la période d'état est loin de présenter les mêmes difficultés. La congestion en imposera bien rarement. La pneumonie lobulaire, la broncho-pneumonie, n'ont ni la matité absolue, ni le souffle vraiment tubaire, ni la fixité de la pneumonie lobaire ; elles se développent surtout à la période ultime (Griesinger) et se terminent assez souvent par suppuration. Enfin nous avons vu précédemment les caractères qui permettaient de préciser ou d'exclure le diagnostic de pneumonie hypostatique.

Quoi qu'il en soit, on ne saurait apporter trop de circonspection dans l'établissement du diagnostic; on ne saurait surtout ausculter avec trop de soin ; car si, dans la pneumonie du début, le médecin est exposé à commettre une erreur de diagnostic, dans celle de la convalescence et plus encore dans celle de la période d'état, il s'expose à laisser passer inaperçues des lésions dont le silence relatif n'exclue certes pas la gravité.

Thirial (1) s'est particulièrement attaché à mettre en relief les difficultés du diagnostic dans la forme pectorale. Les deux cas qu'il cite de fièvre typhoïde, pris, l'un pour une fièvre catarrhale, l'autre pour une phthisie aiguë, témoignent de la légitimité de ses préoccupations.

Nous devons ajouter toutefois que, d'après Robin (2), l'examen et l'analyse des urines pourraient, dans quelques cas, permettre de reconnaitre une pneumonie à forme typhoïde.

PLEURÉSIE

La pleurésie que l'on rencontre dans le cours de la fièvre typhoïde accompagne presque toujours la congestion ou la pneumonie. Sur vingt épanchements, Hoffmann ne l'a rencontrée que sept fois seule. Griesinger a relevé la même particularité. Grisolle, qui la mentionne également parmi les accidents de la fièvre typhoïde, ne fait pas de distinction entre la pleurésie simple et la pleurésie compliquée ; il se contente de dire qu'elle est très-rare au début et constitue plutôt un accident de la convalescence. Au dire de Twedie (3), qui, pour son compte, la considère comme très-fréquente, Louis en aurait observé environ cinquante cas. En fait, la pleurésie est une affection rare.

Sa présence, qui s'explique par une tendance particulière aux inflammations des séreuses, passerait fréquemment inaperçue sans une auscultation attentive. La transformation purulente de l'épanchement

---

(1) Thirial, *Difficultés de diagnostic dans la forme pectorale.* — *Union médicale*, 1851-52. — Voy. aussi Forget, *Union médicale*, 1852, p. 94.

(2) A. Robin, *Essai d'urologie clinique.* Thèse Paris, 1877, p. 177.

(3) Twedie, *Lectures sur les caractères distinctifs, la pathologie et le traitement des fièvres continues*, 1862, p. 89.

est un fait malheureusement trop fréquent. La pleurésie peut se terminer par empyème ou abcès pleural interlobulaire, dit Murchison, et il
cite deux cas à l'appui. Peacock (1) rapporte l'observation d'un malade
qui, pendant la convalescence d'une fièvre typhoïde, expectora subite-
ment une grande quantité de pus que l'on supposa provenir d'un abcès
pleural circonscrit. Le malade guérit.

Enfin, d'après Castex, on aurait noté la présence de granulations
tuberculeuses sur les parois pleurales. Le pronostic est donc très sérieux.

Nous rapportons ci-dessous deux observations particulièrement in-
téressantes : la première, par un double épanchement pleural et péricardique; la deuxième, par un pneumo-thorax consécutif.

Observation IX (résumée)

(Guillermet, Obs. V)

Fièvre typhoïde ; épanchement pleurétique et péricardique ; congestion hypostatique.—
Mort.

Malade de trente-quatre ans. Après avoir présenté les symptômes habituels
de la fièvre typhoïde, éprouve, le vingt-deuxième jour de la maladie, un point
de côté avec malaise ; en même temps, il se produisait une augmentation de la
température. Mort six jours après.

Autopsie : trois onces de sérosité dans le péricarde.

La plèvre gauche contient trois pintes de sérosité. Le poumon droit présente de la congestion hypostatique avec des points indurés au centre.

Lésions intestinales caractéristiques de la fièvre typhoïde.

Observation X (résumée)

(Hoffmann, loc. cit., p. 268. — Guillermet, p. 44)

Fièvre typhoïde ; épanchement pleurétique ; pneumo-thorax

Rosine Muller, trente ans, alitée depuis le 8 mai 1867. Jusqu'au 26, accidents
fébriles minimes.

(1) Peacock, Med. Times and Gaz., 26 avril 1862.

Le 26 mai, la température monte de 39° à 40°1.

Le 2 juin, frisson considérable et prolongé ; petit épanchement pleurétique à gauche.

Le 21, l'épanchement atteint la hauteur du milieu de l'omoplate.

Le 22, après une quinte de toux violente, vomique très-considérable d'une sérosité assez fluide et purulente ; en même temps l'épanchement diminue.

Le jour suivant, il s'était développé un pneumo thorax très-étendu.

Mort le 24.

Autopsie. — On trouve dans la cavité inférieure du thorax, à gauche, une cavité irrégulière, remplie de sérosité purulente et floconneuse. Le poumon, dans sa partie inférieure, est complétement comprimé et fixé partiellement à la paroi thoracique. Au rebord inférieur du lobe supérieur, dans un pourtour de 5 à 6 centimètres carrés et détruite assez profondément, est une cavité circonscrite par des parois déchiquetées et irrégulières ; cette cavité communique avec une grosse bronche passablement comprimée. Les parois de la cavité du pneumo-thorax sont recouvertes d'un enduit mucoso-purulent.

Lésions intestinales caractéristiques de la fièvre typhoïde.

Le docteur H. Martin (1) a observé chez un enfant un cas de *pneumo-thorax* fort intéressant. W.-T. Gairdner (2) en a vu quatre cas, et Beck (3) un. Enfin Destais en signale un cas consécutif à une pneumonie pseudo-lobaire. En somme, le pneumo-thorax est un accident tout à fait exceptionnel.

Quelle est la cause de la perforation ? C'est là une question à laquelle il est difficile de répondre. On a incriminé tour à tour les foyers hémorrhagiques (Carswell), gangréneux (Genest). Les causes en sont certainement multiples et variables; les foyers tuberculeux et la production d'un emphysème partiel jouent sans doute à ce point de vue un rôle assez fréquent.

(1) H. Martin (Guillermet, obs. XIV, p. 56).

(2) Gairdner, *Glasg. med. Journ.*, janvier 1865.

(3) Beck, *Verhandl. der phys. med. Gesell;* Wurtzburg, 1868.

APOPLEXIE PULMONAIRE

L'hémorrhagie parenchymateuse se produit rarement dans les deux poumons à la fois, et elle se distingue par là des pneumonies lobulaires. Les foyers hémorrhagiques siégent habituellement en arrière et à la base. Leur nombre est très-variable : tantôt, en effet, on n'en rencontre qu'un, tantôt au contraire on en trouve plusieurs, jusqu'à 30, 40 et même davantage. Plus souvent superficiels que centraux, ne figurant parfois qu'un simple pointillé, ils peuvent d'autre part acquérir le volume d'un œuf de pigeon ; assez souvent, enfin, ils se présentent sous forme de pyramides ou de cônes, ayant leur base tournée vers la périphérie (1). Leur nombre varie, d'ailleurs, en raison inverse de leur volume. Ils sont bruns, noirs ou violacés, denses, friables, et souvent difficilement reconnaisables au sein d'un tissu fortement congestionné.

A la coupe, on constate une granulation irrégulière assez peu apparente ; par le râclage, on en enlève une masse noire grumeleuse.

Tel est l'aspect des foyers dans les premiers jours de leur formation. Mais ils ne tardent pas à subir des transformations variables, suivant qu'ils tendent ou non vers la guérison. Dans le premier cas, la surface de section devient de plus en plus granuleuse ; la matière colorante des hématies se dissout et colore faiblement les parois du foyer, dont l'aspect est toujours plus pâle que celui des foyers de la pneumonie lobulaire. Peu à peu, sous l'influence de l'inflammation périphérique occasionnée par l'épanchement, l'infarctus se ramollit, et le contenu du foyer est en partie résorbé, en partie rejeté par l'expectoration. Lorsque les foyers

---

(1) Castan, *Cours de path. interne, professé à la Faculté de médecine de Montpel lier*, 1880.

sont situés près de la plèvre, celle-ci subit toujours un travail inflammatoire plus ou moins limité. Le sang peut même faire irruption dans la cavité pleurale.

L'infarctus peut encore se terminer par un abcès, lui-même susceptible de se résorber et de se cicatriser, ou par la mortification, la gangrène des tissus.

L'hémorrhagie peut d'ailleurs être assez considérable pour amener une mort presque immédiat:·.

A l'autopsie, on trouve alors, en même temps que des caillots volumineux, une déchirure profonde du parenchyme.

Lorsque l'hémorrhagie est peu abondante, elle peut passer inaperçue; habituellement elle se traduit par une dyspnée subite et une vive douleur en un point du thorax correspondant à celui où siége la lésion. Le signe caractéristique est le crachement de sang qui diffère de l'hémoptysie véritable par l'abondance moindre, la couleur noire du sang, qui est plus épais et mélangé à une certaine quantité de mucus. Le crachement de sang peut se reproduire pendant un certain temps, ce que l'on peut attribuer à la lenteur de la résorption ou à la formation de foyers nouveaux.

Les causes de l'apoplexie sont multiples. D'après Duguet, l'infiltration hémorrhagique est la conséquence de la coagulation artérielle, produite elle-même par une embolie, exceptionnellement par thrombose. Ce processus, admissible dans un certain nombre de cas, ne suffit pas à tout expliquer. Le caillot peut, croyons-nous, n'être que secondaire. En dehors de l'embolie, il existe en effet trois causes puissantes d'hémorrhagie, qui sont : l'augmentation de la pression vasculaire, due à la congestion préexistante ; l'altération du sang et l'atteinte profonde du système nerveux, qui seule, par exemple, peut expliquer les hémorrhagies de la méningite tuberculeuse ou celles qui sont consécutives à des traumatismes du système nerveux. Il est donc rationnel d'admettre que l'infarctus n'est pas toujours la conséquence d'un caillot embolique.

On rencontre parfois un assez grand nombre d'abcès disséminés ; ils dérivent alors d'embolies multiples, nées d'une surface en suppuration.

6

L'infarctus qui en est la conséquence détermine une inflammation périphérique, qui circonscrit de véritables foyers de pneumonie lobulaire. Ceux-ci passent rapidement à la purulence.

Chomel signale tout particulièrement l'existence de ces accidents chez les individus qui ont de larges suppurations au sacrum ou en un point quelconque du corps.

A côté de l'apoplexie nous pouvions mentionner un symptôme qui lui est commun avec d'autres lésions, l'*hémoptysie*. Celle ci peut, en effet, dépendre d'une pneumonie, d'une simple congestion, d'une tuberculose, aussi bien que de l'apoplexie pulmonaire. Le sang présente, dans ces diverses circonstances, des caractères particuliers qui en indiquent la source, et sur lesquels il n'est pas nécessaire d'insister. D'une façon générale, à moins d'être très-abondante, l'hémoptysie n'a par elle-même que fort peu de gravité ; mais elle n'en doit pas moins éveiller l'attention du médecin, car elle est l'indice d'une lésion pulmonaire constituée, qu'il faut souvent combattre et toujours surveiller.

EMBOLIE DE L'ARTÈRE PULMONAIRE

L'embolie de l'artère pulmonaire puise presque toujours sa source dans le cœur. Nous avons déjà parlé des caillots fibrineux, sur l'importance desquels Marvaud a tout spécialement attiré l'attention, et l'on conçoit aisément que quelques parcelles détachées et emportées par le sang aillent obturer une ou plusieurs des ramifications de l'artère pulmonaire. Il en résulte des infarctus qui, s'ils sont petits et peu nombreux, peuvent passer inaperçus. — L'embolus peut encore provenir d'une thrombose des sinus cérébraux, et plus fréquemment encore des veines du membre inférieur ; il est alors plus volumineux, et sa présence entraîne des accidents extrêmement graves.

Le malade éprouve tout à coup une angoisse considérable ; la respiration est anxieuse, irrégulière ; les mouvements du cœur sont désordonnés. Lorsque les accidents se prolongent, la pâleur initiale de la face

fait place à la teinte cyanosée de l'asphyxie. Bientôt le pouls baisse jusqu'à n'être plus perceptible, le corps se couvre d'une sueur visqueuse,
les extrémités se refroidissent et le malade meurt asphyxié (1). Si le
caillot est volumineux, la mort peut être instantanée.

La terminaison n'est cependant pas absolument fatale ; le caillot peut
s'organiser ou se résorber, et, si le territoire soustrait à l'hématose est
assez restreint, les accidents peuvent s'amender et disparaître.

GANGRÈNE. — La gangrène peut être la conséquence d'un embolus
gangréneux, de la compression du réseau capillaire due à une pneumonie ou un infarctus, enfin, mais très-exceptionnellement, d'une
thrombose de l'artère pulmonaire. La cause véritablement essentielle
réside dans l'état général, dans le défaut de vitalité des tissus, dû à
l'altération du sang. L'odeur, la couleur, la nature et la consistance
des crachats, la présence dans ces crachats de détritus du tissu pulmonaire, suffisent à asseoir le diagnostic.

La gangrène limitée peut guérir exceptionnellement ; la gangrène
diffuse tue inévitablement.

PHTHISIE, TUBERCULOSE

Toutes les fièvres continues favorisent la tuberculisation, a dit
Laënnec, et avec lui se rangent, contre les partisans de la théorie de
l'antagonisme entre la fièvre typhoïde et la tuberculose, un grand
nombre d'auteurs des plus autorisés.

(1) Hilton Fagge, *Embolie pulmonaire dans le déclin de la fièvre typhoïde*. —
British med. Journ., novembre 1875.

Murchison (1) déclare que les dépôts tuberculeux dans le poumon et les autres organes sont plus communs dans la fièvre typhoïde que dans le typhus, ce qui s'expliquerait, selon lui, par la plus longue durée de la maladie et la maigreur qui en est la conséquence. Forget (2), tout en constatant que la fièvre typhoïde sévit rarement chez les phthisiques, admet la phthisie parmi ses conséquences possibles. Au dire de Bartlett(3), la tuberculose serait une suite ordinaire de la dothiénentérie en Amérique. Taupin a vu la phthisie survenir dans un certain nombre de cas après la fièvre typhoïde ; l'affaiblissement est pour lui la cause essentielle de son développement. Monneret (4), Gaillard (5), Leudet (6), Mercier (7), Lecovec (8), Niemeyer, Thirial, Castex, malgré quelques divergences qui ne portent que sur son degré de fréquence, admettent également la possibilité du fait.

D'autre part, Boudin, Hérard et Cornil, Constantin (Paul) (9), admettent entre les deux maladies un antagonisme plus ou moins absolu Andral et Louis, bien qu'ils aient rencontré des tubercules, professent la même opinion. Enfin Revillod (10), Rilliet et Barthez, admettent que la fièvre typhoïde exerce sur les tubercules préexistants une action curative et tend à en ralentir la marche.

Quoi qu'il en soit, il est de toute évidence que l'on trouve assez fréquemment des tubercules chez des sujets morts de la fièvre typhoïde; mais la question n'est pas là : il s'agit de savoir si la fièvre typhoïde peut occasionner le développement de la tuberculose chez un individu sain. Telle est la question que Jaccoud semble vouloir résoudre par la néga-

(1) Murchison, *la Fièvre typhoïde*. Trad. de Lutaud, 1878, p. 257.
(2) Forget, *de l'Entérite folliculeuse*, 1841.
(3) Bartlett, 1856, p. 120.
(4) Monneret, *Pathologie interne*, t. II, p. 342.
(5) Gaillard, *Fièvre typhoïde et tuberculose. Union médicale*, 21 septembre 1880.
(6) Leudet, Thèse de Paris, 1851.
(7) Mercier, Thèse de Paris, 1855.
(8) Lecovec, Thèse de Paris, 1878, n. 296.
(9) Constantin, Thèse d'agrégation, 1866.
(10) Revillod, Thèse de Paris, 1865.

tive, quand il dit que les sujets frappés étaient déjà presque tous tuberculeux.

En réalité, cette considération de la préexistence de la diathèse est de
nature à restreindre considérablement le nombre des cas de phthisie chez
les typhoïsants. Et cependant encore faudrait-il ne pas se baser, pour
admettre la diathèse, sur l'existence, si communément constatée chez
des sujets morts de façons bien diverses, de tubercules crétacés, vestige
d'une ancienne tuberculisation commençante, bien et dûment enrayée
dans sa marche dès son début, et dont l'influence est depuis longtemps
éteinte. Doit être considéré comme diathésique tout sujet ayant présenté
ou présentant, à un degré quelconque, les signes physiques et fonctionnels de la tuberculose; que l'on y adjoigne, si l'on veut, les individus
simplement entachés d'hérédité, que l'on peut, à la rigueur, considérer
comme étant en état d'imminence morbide. Eh bien ! en dehors de ces
cas, il nous paraît incontestable que la phthisie peut se déclarer chez
des typhoïsants. Nous en avons rencontré dans le cours de nos recherches plusieurs exemples, parmi lesquels nous signalerons les observations 1, 14, 15, 16, de Castex.

La phthisie se développe alors sous l'influence de l'état de déchéance
profonde de l'organisme, et elle revêt habituellement les allures de la
tuberculose aiguë. Tel est le cas du malade qui fait le sujet de l'observation III de Lecovec.

D'ailleurs, et bien qu'on ne doive admettre qu'avec la plus grande
réserve la possibilité de la tuberculisation des foyers pneumoniques ou
bronchopneumoniques, il est bon de savoir que le fait est admis par
certains auteurs (Griesinger, Hoffmann), et, pour notre part, il ne nous
répugne en aucune façon de l'admettre dans quelques cas exceptionnels.

En dehors de ces faits, les cavernes consécutives au ramollissement
des foyers pneumoniques ou gangréneux, à l'évacuation d'abcès, peuvent amener la mort par consomption. Elles donnent lieu à tous les
signes physiques et rationnels de la tuberculose, et l'on conçoit que l'on
ait souvent pu prendre ces exemples de phthisie pour des cas de tuberculose vraie.

Le diagnostic différentiel ne saurait être précisé avec trop de rigueur.

Chez les enfants, et les adolescents plus particulièrement, le diagnostic de la tuberculose aiguë simple peut présenter des difficultés insurmontables. Le tableau symptomatique est absolument analogue à celui de la fièvre typhoïde, et l'on pourrait croire à la coexistence des deux maladies, là où il n'y aurait eu en réalité que granulie. L'autopsie seule peut justifier le diagnostic, et encore faut-il avoir soin de ne pas prendre pour les lésions de la dothiénentérie les phénomènes hyperhémiques du catarrhe intestinal simple ou les ulcérations tuberculeuses de l'intestin. Ce sont là des causes d'erreur contre lesquelles il suffit vraiment d'être prémuni.

Les diverses variétés de phthisie appartiennent à une époque avancée, et plus particulièrement à la convalescence de la fièvre typhoïde (1).

NATURE DES ACCIDENTS PULMONAIRES

Les recherches contemporaines sur les organismes inférieurs, en même temps qu'elles ont ouvert dans le champ de l'étiologie des horizons nouveaux, permettent peut-être, jusqu'à un certain point, d'entrevoir la nature intime de certains phénomènes dont la pathogénie n'a pu encore être précisée. On sait, d'après les belles découvertes récentes, le rôle important que semblent jouer, dans la fièvre typhoïde, ces infiniment petits, tour à tour décrits sous les noms de *Bacillus typhoïdes* (Eberth (2)), *Penicillum crustaceum* et *Rhyzopus nigricans* (Hal-

----

· (1) Lévêque, *Complications dans la convalescence de la fièvre typhoïde.* Thèse Paris, 1881.

(2) Eberth, *Arch. für Path. und Phys.*, t. LXXXI, p. 58.

lier(1), Tigri, Klein (2)). Déjà quelques hardis pionniers se sont emparés
de ces découvertes et ont essayé de démontrer que l'histoire de l'évolution des microbes, pendant leur séjour à travers l'organisme, représentait
fidèlement l'évolution de la fièvre typhoïde elle-même ; de sorte qu'il y
aurait entre ces deux choses, le parasite et la maladie, une véritable
relation de cause, le parasite engendrant la maladie, celle-ci finissant
avec eux.

Telle est la doctrine du germe contage (3), qui avait d'ailleurs été
professée bien avant la découverte du parasite (Hildenbrand (4), Budd).

Trois conditions sont indispensables pour prouver que la fièvre typhoïde est due au développement d'un organisme inférieur : 1° trouver
ce même parasite chez tous les typhoïsants ; 2° l'isoler et l'inoculer à
des individus sains ; 3° démontrer que la maladie engendrée par l'inoculation est bien la fièvre typhoïde.

L'existence du parasite a été constatée par bon nombre d'auteurs (5).
Klebs (6) a rencontré dans la couche sous-muqueuse intestinale des bâtonnets immobiles qu'il considère comme caractéristiques de la fièvre
typhoïde : « Il n'est pas douteux, dit-il, que dans chaque plaque ty-
·phique, aussi longtemps que le processus évolue progressivement, les
bacilles sont présents. »

Eberth décrit des bactéries qu'il a trouvés dans la rate, les ganglions
mésentériques et folliculaires, et qu'il croit être en rapport direct avec
le processus typhique.

(1) Hallier, *Der Pflanzliche Organismus in Darm und in Blut der Ileotyphus.*
Wirchow's Arch., 1868.

(2) Klein, *Pathologie der abdom. typhus. Centralblatt f. d. med. Wissenschafft,*
1874.

(3) Voyez H. Guéneau de Mussy, *Introduction au Traité de la fièvre typhoïde*
de Murchison, 1878.

(4) Hildenbrand, *du Typhus contagieux,* 1811.

(5) Voyez, in *Revue de Hayem,* la Revue de MM. du Cazal et Zuber, à laquelle
nous avons emprunté la plupart des indications bibliographiques qui suivent.

(6) Klebs, *der Typhus abdom. ist is Schistomykose.— Archiv. für experiment.*
Pathologie, 1880.

Cohn a trouvé dans les eaux du puits d'un quartier de Breslau, ravagé par la fièvre typhoïde, le *Crenothrix polyspora*, qui a la plus grande ressemblance avec le *fongus* décrit par Klein.

Il ne paraît donc pas douteux qu'il existe des microbes dans la fièvre typhoïde ; mais rien ne nous prouve que les auteurs aient rencontré le même organisme, et la simple lecture de la description qu'ils en donnent prouve du moins que, s'ils n'ont pas décrit des êtres divers, ils ont décrit diverses formes d'un même être. Cette dernière alternative n'a rien d'ailleurs qui nous doive étonner. Les professeurs Béchamp et Estor, dans le cours des nombreuses expériences qu'ils ont faites pour étayer leur théorie des microzymas (1), ont parfaitement démontré et provoqué la transformation du microphyte en bactérie et le retour de celui-ci à sa forme première. Cette transformation, qui se rattache à une modification du milieu presque insignifiante, prouve bien nettement l'influence de ce milieu sur les organismes. Aussi l'école de Pasteur se garde bien de la méconnaître : pour elle, le milieu crée l'état de réceptivité sans lequel l'influence morbifique du virus ne saurait s'exercer.

Il y a néanmoins entre les deux théories actuellement en présence cette différence essentielle que, pour l'une, le microphyte fait partie constituante du corps; que, pour l'autre, le microbe est un parasite venu du dehors ; et, au point de vue pratique, cette autre différence que, dans le premier cas, notre intervention ne peut s'exercer que sur le milieu; que, dans le second, nous pouvons agir à la fois sur le germe pour chercher à le détruire, sur le milieu pour le modifier.

Nous laisserons de côté cette grosse question de doctrine, qui nous entraînerait dans d'inépuisables discussions. Prenons acte seulement de l'existence d'un organisme, microbe ou microzyma, et cherchons à voir si l'inoculation de cet organisme microscopique est capable d'engendrer la fièvre typhoïde.

Dans ce but, diverses tentatives d'inoculation ont été entreprises.

---

(1) Béchamp et Estor. — Voyez dans la *Constitution élémentaire des tissus*, par le professeur A. Estor (Montpellier et Paris), 1882, la longue liste des travaux sur ce sujet envoyés à l'Académie des sciences.

Brautlecht (¹) a découvert dans les urines des typhiques un microbe dont l'inoculation chez les lapins produit, au bout de quelques heures, un accès de fièvre très-marqué, qui disparait rapidement. Puis les animaux dépérissent progressivement et meurent émaciés dans l'intervalle de deux à six semaines. Chez ces animaux, on constate toujours les lésions d'un catarrhe violent de l'intestin grêle, l'hypertrophie de la rate, la tuméfaction et la décoloration des ganglions mésentériques. Les plaques de Peyer sont tuméfiées et réticulées, mais les ulcérations sont rares et se limitent à quelques-unes des glandes de la plaque. Brautlecht a constaté d'autre part qu'en cultivant le microbe dans de la gélatine additionnée de phosphate d'ammoniaque, son action pathogénique est considérablement affaiblie. Quelques cultures ont pour effet de rendre la maladie bien moins dangereuse : les animaux guérissent en un mois et alors jouissent de l'immunité, car des injections mortelles chez les autres ne déterminent chez eux qu'un malaise passager,

Ce dernier fait a une importance considérable, qu'a fort bien comprise M. Bouchardat, puisqu'il propose (2) comme moyen prophylactique la culture du ferment recueilli dans les taches rosées lenticulaires, et l'inoculation de ce ferment atténuée par la culture ou vaccination thyphoïdique.

Après Brautlecht, Tizzoni (3), en injectant en suspension dans l'eau, sous la peau des animaux, les matières insolubles extraites de l'eau potable, pendant une épidémie à Catane, a produit les principaux symptômes et les lésions essentielles de la fièvre typhoïde ; les lésions constatées sont produites par des parasites extrêmement petits, se présentant sous forme de *micrococcus* ou de *mycelium* très-fin. L'auteur en conclut que la fièvre typhoïde est une véritable maladie parasitaire.

(1) Brautlecht, *Arch. für Path. anat. und phys.*, t. LXXXIV, p. 80.

(2) Bouchardat, *Discussion sur la fièvre typhoïde, faite à l'Académie de médecine,* in *Gazette des hôpitaux,* 7 décembre 1882.

(3) Tizzoni, *Étude de pathologie expérimentale sur la nature et l'étiologie du typhus abdominal,* in *Annali universali di med.,* 1880.

Letzerich (1) prétend avoir reproduit expérimentalement la fièvre typhoïde chez des lapins.

Enfin Klebs a fait plusieurs tentatives d'inoculations moins probantes, en ce sens que la mort a été rapide et qu'il n'a jamais pu reproduire les ulcérations caractéristiques de la fièvre typhoïde. Faut-il expliquer l'insuccès relatif de ses tentatives par ce fait, en harmonie avec les idées du professeur Estor, que la modification de forme entraîne une modification de fonction ? Peut-être. Dans tous les cas, on ne peut méconnaître qu'il excite un grand pas à faire : reconnaître et isoler le microbe ou la forme de microbe qui a pour caractère spécifique d'engendrer la fièvre typhoïde. Nous ne saurions, d'ailleurs, accepter en principe l'argument de Klebs, qui renverse d'un mot les faits établis par des milliers d'autopsies, et considère la démonstration du *bacillus* comme le critérium absolu pour l'appréciation de l'inoculation.

La résultante de tout ceci est que les recherches, d'ailleurs toutes récentes, faites jusqu'à présent, sont trop peu nombreuses pour fournir, au point de vue de la constance et du rôle des organismes inférieurs, des résultats précis. Néanmoins, les quelques faits acquis justifient, croyons-nous, l'hypothèse de l'existence d'un germe générateur, hypothèse qui a du moins l'avantage incontestable de rendre compte des diverses manifestations de la maladie (2).

Les expériences de Pasteur et de Brautlecht ont démontré, en effet, que les propriétés du contage varient suivant les conditions atmosphériques, le degré de développement, le nombre de cultures, le milieu où il s'implante; et, désormais, nous nous expliquons parfaitement l'explosion soudaine d'une épidémie qui a toutes les apparences de la spontanéité, la loi saisonnière de la maladie (3), et enfin les nombreuses nuances qui séparent la fièvre typhoïde la plus grave de ces formes bénignes décrites sous le nom de *fébricules typhoïdes.*

(1) Letzerich, *Arch. für. Path. anat. und phys.*, t. LXVIII, p. 519.

(2) Rappin, Thèse de Paris, 1881.

(3) E. Besnier, *Loi saisonnière de la fièvre typhoïd·a —Bulletin de l'Académie de médecine*, 1880, t. IX, n° 47.

Il est un point sur lequel nous devons insister plus particulièrement. S'il est possible, par des cultures successives, d'atténuer le virus, l'inoculation de ce virus atténué pourra peut-être conférer une immunité définitive. Et, de fait, telle est la sublime espérance que semble vouloir réaliser la doctrine du germe contage.

Tout récemment, Pasteur (1) vient de découvrir, dans la fièvre typhoïde des chevaux, un microbe dont l'inoculation aux lapins engendre une fièvre typhoïde rapidement mortelle, et qu'il a pu atténuer par des cultures dans des bouillons au contact de l'air. Ces virus atténués pourront-ils conférer l'immunité aux chevaux ? l'homme ne pourra-t-il profiter lui-même de ces vaccins ? De prochaines expériences viendront sans doute éclairer cette question si palpitante d'intérêt.

La susceptibilité toute particulière de ces êtres microscopiques, en ce qui concerne leurs besoins nutritifs, ne rend-elle pas vraisemblable cette proposition de Cousot (2), que l'immunité due à une attaque antérieure tient à ce qu'une première évolution a épuisé ou détruit le tissu des glandes, nécessaire à la vie de nouveaux organismes ?

Il n'est pas jusqu'aux manifestations pulmonaires que l'existence du microbe ne puisse expliquer, et c'est ce que nous allons essayer de démontrer maintenant pour la pneumonie.

Deux courants distincts se dessinent parmi les auteurs qui croient à l'existence d'un rapport entre la fièvre typhoïde et la pneumonie. Les uns admettent la possibilité d'une localisation pulmonaire en dehors de toute autre localisation, et on a alors des pneumonies de nature typhique alternant, au point de vue épidémique, avec les fièvres typhoïdes franches. Les autres, sans conclure à l'identité de nature, se contentent de rapprocher les pneumonies typhiques des premiers des pneumonies du début ou des pneumonies prémonitoires de la fièvre typhoïde.

Laissons pour le moment cette question, qui n'a d'ailleurs qu'un intérêt accessoire, et voyons sur quoi se base la théorie dans son ensemble.

(1) E. Masse, *des Inoculations préventives dans les maladies virulentes.* Paris, 1883, p. 89.

(2) Cousot, *Bulletin de l'Acad. de médecine de Belgique,* 1874.

Le meilleur argument reposerait certainement sur la constatation du microbe typhoïde dans les organes lésés. Or la constatation a été faite par Klebs, qui a retrouvé dans la pie-mère, quand il y avait complication cérébrale, et dans les alvéoles pulmonaires, quand il y avait pneumonie typhoïde, ces mêmes bâtonnets dont il avait signalé la présence dans la couche sous-muqueuse intestinale : « Le microbe se répand secondairement dans tous les organes susceptibles de présenter des symptômes pathologiques (pie-mère, larynx, poumons, etc.). »

On conçoit la portée de cette découverte, au cas où de nouvelles et nombreuses recherches viendraient, comme cela parait probable, en confirmer l'exactitude.

Que si l'on s'étonne que, puisque la pneumonie est la conséquence de l'apparition du germe sur le poumon, cette pneumonie ne soit pas plus fréquente, nous répondrons que l'existence du germe n'implique pas nécessairement sa dissémination (1) ; que tous les germes qui pénètrent en un point du corps n'entrent pas fatalement en activité ; que leur action dépend de leur vitalité, elle-même justiciable du milieu où ils se meuvent et où ils doivent rencontrer, pour se féconder et multiplier, des éléments particuliers. Nous répondrons que les conditions de l'habitat peuvent être modifiées par l'intervention d'un autre parasite, comme l'a prouvé Pasteur pour les bactéries, comme cela arrive au micrococcus de la fièvre typhoïde, que vient détruire le *bacterium termo ;* qu'enfin, comme il semble résulter encore des expériences de Pasteur, l'intérieur du corps d'un animal en bonne santé est fermé à l'invasion des germes microscopiques, et qu'il faut, pour permettre leur pénétration, une circonstance particulière, une lésion, quelque insignifiante qu'elle soit, une brèche, en un mot, qui leur donne accès dans la place.

Il est, d'ailleurs, un autre ordre de faits, purement cliniques cette fois, dans lequel nous allons trouver un argument de plus à l'appui de notre opinion : nous voulons parler des rapports, de la ressemblance

_____

(1) Voyez E. Duclaux, *Ferments et Maladies,* Paris, 1882. — Voyez aussi G. Nepveu, *des Bactériens et de leur rôle pathogénique,* in *Revue de Hayem,* 1879.

clinique constatés par divers auteurs entre les deux maladies (1).

Barella (2) a décrit, sous le titre de *pneumonie mias natique ou zy-motique*, une pneumonie qui se présente, surtout en été, sous forme épidémique, et reconnaît les mêmes causes que la fièvre typhoïde, avec laquelle elle coïncide fréquemment dans une même ville ou une même région. Cette pneumonie, qui souvent ne dépasse pas la période d'engouement, qui offre plutôt le caractère adynamique qu'inflammatoire, pourrait bien être, d'après l'auteur, une des expressions de l'intoxication typhique.

Ziemssen (3) a également constaté par la statistique certaines relations entre la pneumonie et la fièvre typhoïde.

Guido-Banti (4) décrit une forme de pneumonie de nature épidémique, sans lésions intestinales, coexistant avec une épidémie de fièvre typhoïde. Cette pneumonie, qu'il regarde comme étant de nature miasmatique, peut être considérée, d'après lui, comme un anneau de transition entre le pneumo-typhus et la fièvre typhoïde.

Ritter (5) décrit une forme de pneumonie typhique, voisine du typhus exanthématique, mais sans altérations intestinales, qu'il est disposé à nommer typho-pneumonie.

Gherardt publie six cas de fièvre typhoïde débutant par une pneumonie.

Avec Gherardt, Dietl, Barella, Griesinger, Lépine admet la pneumonie typhoïde, c'est-à-dire la détermination typhique se faisant d'emblée sur le poumon; mais, tout en croyant qu'il existe entre ces pneumonies et le miasme typhique une grande analogie, il n'admet pas l'identité de nature.

(1) Perroud, *Fièvre typhoïde chez un enfant dont le père venait d'avoir une pneumonie.*— *Revue mensuelle*, 1878, p. 894.

(2) Barella, *Note sur la pneumonie miasmatique.* — *Bulletin de l'Acad. de méd. de Belgique*, 1877.

(3) Ziemssen, *Ziemssen Handbuch*, 1876.

(4) Guido-Banti, *de la Pneumonie infectieuse.*— *Archiv. gén. de méd.*, 1880.

(5) Ritter, *Pneumotyphus oder typhoïse Pneumonie.* — *Revue de Hayem*, v. XVI, p. 533.

« Tout récemment, nous dit Homolle (1), Potain signalait dans ses Leçons cliniques certaines pneumonies initiales qui débutent et évoluent à la façon d'une inflammation simple et primitive, et masquent cependant l'invasion d'une fièvre typhoïde....; il ne s'agit pas là sans doute d'une pure coïncidence, mais d'une localisation primitive, tout à fait inaccoutumée, du typhus abdominal. »

Ne semble-t-il pas résulter de tout ceci qu'il existe un étroit rapport entre la fièvre typhoïde et la pneumonie? Comment expliquer autrement que par une localisation du virus typhique les faits de Ghérardt et de Potain? Si on nous demande pourquoi et comment cette localisation inaccoutumée, nous répondrons que le germe qui le plus habituellement pénètre par les bronches a dû trouver exceptionnellement, dès sa première étape sur le territoire pulmonaire, la condition nécessaire à son acclimatation et à son développement. De sa localisation ou de sa dissémination dépendent les phénomènes ultérieurs, et par ces deux alternatives se trouvent expliquées les pneumonies typhiques de Barella et les pneumo-typhoïdes de Potain et de Ghérardt. Ce sont là, d'ailleurs, des particularités dont nous aurons sans doute l'explication le jour où des recherches plus nombreuses nous auront fourni des renseignements précis sur les conditions de nutrition et de développement des microbes.

Il est digne de remarque que les pneumo-typhoïdes (2) apparaissent presque toujours par petits groupes épidémiques, ce qui exclut certainement la notion étiologique du froid. Constatons d'autre part que ni l'âge, ni le sexe, ni les antécédents, ni les diverses méthodes de traitement, ni la constitution médicale, ne paraissent exercer d'influence sur la pneumo-typhoïde. « Rien ne peut nous faire prévoir, comme le dit Galissart, lorsqu'un typhique se présente, s'il a plus ou moins de chances d'être atteint de pneumonie à forme lobaire. » Et cela se conçoit si la pneumonie est la conséquence de l'invasion du microbe. Rien ne peut nous faire prévoir, en effet, si le parasite se disséminera ou si,

(1) Homolle, *Revue de Hayem*, 1877, t. X, p. 331 et 681.
(2) A. Wernich, *Recherches sur la fièvre typhoïde*, in *Revue de Hayem*, t. XX, n° 39, p. 129.

désertant son habitat ordinaire, il ira se localiser sur le territoire pulmonaire.

On ne peut donc, comme le veut Castex, considérer la pneumonie
comme un élément inflammatoire étranger, c'est-à-dire comme une complication, mais bien comme une localisation du virus typhique. Et c'est
l'opinion vers laquelle incline Galissart, sans toutefois l'accepter réso-
lûment, puisqu'il admet une prédisposition : « Il doit y avoir une relation, une cause jusqu'à présent inconnue, favorisant la production des
pneumonies lobaires dans le cours de la dothiénenterie, cause qui se
trouve probablement dans l'essence même de la maladie, qui est générale et caractérisée par des lésions de tout l'organisme. »

La fièvre typhoïde est, en effet, une maladie *totius substantiæ*, et, à
ce titre, il n'y a rien d'étonnant à ce qu'elle présente diverses manifestations locales.

Il y a déjà plusieurs années que notre excellent maître le professeur
Grasset a dit(1) : « Pour nous, la pneumonie peut être la manifestation
locale d'un grand nombre de maladies générales, comme la fièvre typhoïde, la fièvre intermittente, le rhumatisme, etc. » Cornil (2) écrit
d'autre part : « Les altérations pulmonaires, la congestion, la broncho-
pneumonie, la pneumonie fibrineuse, sont des manifestations du même
ordre, qui révèlent une intoxication générale, une modification inflammatoire de la membrane interne des vaisseaux, propre à laisser passer
les cellules lymphatiques. Aussi considérons-nous toutes ces lésions,
qu'elles siégent dans l'intestin, dans la muqueuse des voies respiratoires, du pharynx, de la langue ou de l'estomac, comme étant de même
nature. »

Enfin Maclagam (3) considère les diverses lésions de la fièvre typhoïde comme dépendant d'une même cause : la germination des con-
tages.

(1) Grasset, *Montpellier médical*, 1877, mai, p. 428.
(2) Cornil, *Union médicale*, 1880, p. 674.
(3) Maclagam, *Communication à la Société patholog. de Londres*, 1874, in *Introduction au Traité de la fièvre typhoïde de Murchison*, par H. Guéneau de Mussy.

Et, dès lors, les choses étant ainsi admises, il n'est plus nécessaire de se préoccuper de l'argument de Galissart, qui demande à ceux qui considèrent la pneumonie comme une maladie générale, s'ils en font une deuxième maladie infectieuse greffée sur la première; encore moins d'admettre, comme il le veut, à côté d'une pneumonie, maladie générale, une pneumonie locale *à frigore*, ce qui d'ailleurs ne lui donne pas la solution de la question, puisqu'il n'admet pas qu'il y ait simple complication.

Pour nous, qui sommes volontiers porté à rapprocher la fièvre typhoïde de ces maladies saisonnières dont la description est monnaie courante à l'École de Montpellier, en y ajoutant toutefois l'état typhoïde, complexus symptomatique banal et sans autre signification précise que celle d'une déchéance profonde, nous assimilerons la pneumonie et les congestions multiples de la fièvre typhoïde à la pneumonie et aux congestions de la fièvre catarrhale, et bien des raisons plaident sans doute en faveur de ce rapprochement; mais ce n'est pas ici le moment d'insister sur cet ordre d'idées, qui demanderait un développement tout particulier.

Reste à savoir maintenant s'il y a lieu d'admettre, avec Barella et Ritter, des pneumonies de nature typhique sans lésions intestinales. Du moment où nous admettons une relation de cause à effet entre le parasite et la lésion, nous ne pourrons refuser d'admettre ces localisations uniques chaque fois que l'on constatera la présence du microbe sur l'organe en souffrance. Les pneumonies prémonitoires de Ghérardt, Lépine, Potain, constituent un argument en faveur de cette idée ; et il n'y a, croyons-nous, rien d'inadmissible à ce que le microbe se multiplie sur un point particulier avec une rapidité suffisante pour entraîner la mort avant d'avoir pu se disséminer.

Mais, nous dira-t-on, une fois engagé dans cette voie, il nous sera difficile de ne pas admettre, avec Reil (1) et Eisenmann (2), un laryngo-typhus, un colo-typhus, etc. La réponse est simple : nous admet-

(1) Reil, *Fieberlehre*. Halle, 1800.
(2) Eisenmann, *die Krankheit Familie der Typhus*. Erlangen, 1835.

trons aussi ces localisations quand on aura démontré, dans ces divers organes, l'existence du microbe caractéristique. Jusque-là, rien ne nous oblige à les admettre, et, dans tous les cas, nous protestons énergiquement contre l'idée qui a servi de base à la division d'Eisenmann. L'état typhoïde, nous l'avons déjà dit, n'est pour nous qu'un complexus symptomatique banal, commun à bien des affections, et dont on ne peut véritablement songer à faire la base d'aucune division nosologique.

Toutes les lésions pulmonaires ne sont pas, bien s'en faut, le résultat de la localisation du virus typhique. Les congestions hypostatiques, qui, comme nous l'avons vu, sont les plus communes, se rattachent directement à l'état du cœur. Que la parésie cardiaque soit la conséquence d'un trouble profond de l'innervation, ou de la dégénerescence graisseuse du muscle, et ces deux conditions coexistent fréquemment, elle amène un désordre mécanique de la circulation, qui, grâce à l'adynamie et au décubitus dorsal prolongé, se manifeste plus particulièrement dans les parties déclives; d'où la production de ces accidents anatomiquement caractérisés par l'état fœtal, la splénisation, etc...

La pneumonie est absolument indépendante de l'état du cœur. Comment expliquer, en effet, par la parésie cardiaque les pneumonies du début de la fièvre typhoïde et, mieux encore, les pneumonies prémonitoires de Lépine et Potain ? Il en est de même de la bronchite et de certains mouvements congestifs qui apparaissent dès le début de la maladie, et ne sauraient être assimilés à un simple processus hypostatique.

Les lésions pulmonaires de la fièvre typhoïde se divisent donc au point de vue de leur pathogénie, en deux groupes distincts. Les unes, purement passives, sont la conséquence de l'état du cœur ; les autres, franchement inflammatoires, constituent une des expressions de l'intoxication typhique. Au premier groupe appartiennent la congestion passive, la pneumonie hypostatique, la broncho-pneumonie ; la pneumonie lobaire est le type du second.

TRAITEMENT

La bronchite simple ne nécessite habituellement aucune intervention : le rôle du médecin doit se borner à en surveiller l'évolution. Lorsque l'inflammation se propage aux petites bronches, envahit même
quelques vésicules pulmonaires, le danger devient par le fait très-réel,
il faut intervenir promptement, et c'est ici qu'une intervention mala-
droite peut entraîner de déplorables conséquences.

Gardez-vous d'oublier l'influence si profondément débilitante du
virus typhique sur l'économie ; le malade est appelé à faire les frais
d'une lutte parfois terrible, toujours fort longue : c'est à ménager ses
forces que l'on doit s'attacher avant tout. On rejettera donc absc-
lument les émissions sanguines locales ou générales. Les vésicatoires
pourront rendre de réels services, mais que l'on se garde d'en abuser
ou de les prescrire sans indication formelle. La tendance à la gangrène,
dans la fièvre typhoïde, est un fait bien connu ; or la plaie habituellement si bénigne du vésicatoire peut être le point de départ d'accidents
très-sérieux, tels que eschare, érysipèle. Dans tous les cas, il n'est pas
rare de voir le derme dénudé s'ulcérer plus ou moins profondément et
produire ainsi une suppuration prolongée de nature à augmenter l'épui-
sement, outre qu'elle constitue une cause permanente de douleur pour
le malheureux patient.

Sous le bénéfice de ces réserves, il faut reconnaître que les vésicatoires sont parfois indiqués, et que le malade peut en retirer de sérieux
avantages.

Il est un autre moyen plus fréquemment indiqué et d'une innocuité
moins contestable : nous voulons parler des ventouses sèches appliquées
en grand nombre sur le thorax et les membres inférieurs, suivant les

règles établies par le professeur Behier (1). Appliquées au nombre de 60, 80 et même 100, deux fois par jour, les ventouses sèches, en attirant le sang vers les parties inférieures, diminuent l'hyperhémie pulmonaire et font quelquefois disparaître très-rapidement les accidents qui en sont la conséquence. Cette régularité apportée dans la distribution vicieuse du sang, en atténuant la pression sanguine intrapulmonaire, a encore pour effet de prévenir et de combattre l'œdème. Il faut bien savoir, d'ailleurs, et le professeur Jaccoud insiste sur ce point, qu'on ne peut attendre de résultats sérieux qu'autant que les ventouses seront appliquées en très-grand nombre, matin et soir, aussi longtemps que subsisteront les troubles de l'hématose.

Ce moyen, auquel Béhier a dû de nombreux succès, ne nous paraît cependant pas à l'abri de tout reproche. N'y a-t-il pas à craindre, en effet, que l'afflux mécanique du sang vers les membres inférieurs ne favorise les accidents de l'anémie cérébrale auxquels les typhoïsants sont si puissamment prédisposés? C'est là, croyons-nous, une crainte bien légitime; aussi, pour atténuer autant que possible cet inconvénient, peut-être vaudrait-il mieux multiplier les applications, en restreignant le nombre des ventouses. Peut-être enfin l'application d'un certain monbre de ventouses sur le haut du tronc et sur les membres supérieurs pourrait-elle contribuer à modérer la déperdition subie par l'encéphale, sans entraver le mouvement spoliateur que l'on recherche.

Le mode de traitement préconisé par Béhier s'adresse plus particulièrement à l'élément mécanique; mais ce que nous avons dit précédemment de la nature des mouvements congestifs prouve qu'il doit trouver fréquemment son application. D'ailleurs, et ceci a trait indistinctement aux divers accidents pulmonaires, l'indication ne saurait reposer uniquement sur l'état local, sur les signes physiques. Il y a disproportion fréquente entre l'état local et l'état général, entre les signes physiques et les signes fonctionnels. Une lésion bénigne peut amener une réaction considérable, une autre plus grave ne se traduire que par quelques signes fonctionnels presque insignifiants.

(1) Béhier, *Arch. génér. de médecine*, 1857.

On a vu, d'autre part, des lésions très-sérieuses s'amender rapidement, disparaître même brusquement, sous l'influence d'une poussée congestive vers la peau ou de toute autre cause. Aussi, quel que soit l'état local, on doit surtout se préoccuper de l'état général, du mode de réagir de l'individu. Tant que le sujet respire bien, que l'on ne se hâte pas trop d'agir contre une lésion qui pourra se déplacer ou disparaître spontanément et qui, dans tous les cas, ne menace pas directement l'existence. Par contre, si la respiration est embarrassée, irrégulière, fréquente, il faut intervenir rapidement.

La bronchite qui, après avoir parcouru les diverses phases de la maladie, se prolongerait pendant la convalescence, nécessiterait les mêmes moyens que la bronchite chronique idiopathique.

La pleurésie, l'apoplexie, le pneumo-thorax, la gangrène, ne donnent lieu à aucune indication ni contre-indication particulières. On leur opposera le traitement dont ils sont habituellement justiciables, sous la réserve, toutefois, de ne jamais se départir des précautions imposées par l'état des forces.

La pneumonie peut présenter des indications et des contre-indications spéciales. Les émissions sanguines seront contre-indiquées par l'état des forces ; l'ipéca et les vésicatoires feront, désormais, à peu près tous les frais de la médication.

L'existence d'une pneumonie ou d'un accident pulmonaire quelconque est-elle une contre-indication à l'emploi des bains froids ? C'est là une question diversement résolue par les auteurs, et à laquelle on ne saurait faire une réponse absolue. A côté de fervents adeptes, les bains froids ont leurs détracteurs non moins acharnés, et, depuis le professeur Pécholier, qui s'attache à dépeindre la sensation délicieuse éprouvée par les malades, jusqu'à Peter, qui rejette la méthode comme dangereuse et barbare, on trouve tous les intermédiaires. Peter signale des bronchites capillaires, des broncho-pneumonies, des pneumonies lobaires consécutives à l'emploi des bains froids. Le professeur Grasset (2) a rapporté

(1) Peter, *Bulletin de thérap.*, mars-avril 1877.
(2) Grasset, *Montpellier médical*, mai 1874.

un cas où le malade, traité par la méthode de Brand (1) rigoureuse-
ment appliquée, mourut en trois jours d'une pneumonie double: Proust
a rapporté deux cas analogues, et on en pourrait citer d'autres.

On a particulièrement accusé les bains froids de produire des hémoptysies en occasionnant un afflux sanguin vers les organes externes, et
c'est même sur quatre cas de ce genre, observés par Féréol (2) et Rey-
naud, que s'est basé Moutard-Martin pour rejeter cette méthode thé-
rapeutique,

Certes, les faits s'imposent, mais l'interprétation varie, et nous pen-
sons, pour notre propre compte, que la vérité nous est donnée par la
moyenne des deux affirmations contraires. Non ! la méthode de Brand
n'est pas infaillible, comme le veut Glénard (3); non ! les hémoptysies
et les accidents pulmonaires ne se rattachent pas invariablement à l'action des bains froids ! La statistique de Betke (4), basée sur 1,420 cas,
indique que la pneumonie survint 2,9 pour 100 avant le traitement par
l'eau froide, et 3,5 lorsque ce traitement était mis en usage ; quant à
la mortalité, elle était de 2 sur 3 dans le premier cas, et seulement de
1 sur 2 dans le second.

On ne saurait cependant méconnaître que, dans certains cas, les
symptômes pulmonaires paraissent s'être notablement aggravés à la
suite des affusions froides ; aussi accepterons-nous très-volontiers la
conduite des professeurs Hamelin et Pécholier, que nous trouvons ré-
sumée dans les conclusions suivantes :

« ......Nous nous sommes fait une loi de n'employer l'eau froide
qu'en surveillant attentivement les désordres de la fonction respiratoire,
et nous avons au moins momentanément suspendu ou même abandonné
le traitement dès que nous avons constaté une augmentation réelle de
l'engouement pulmonaire (5). »

(1) Brand, *die Hydrotherapie der Typhus.* Stettin, 1861.

(2) Féréol, *Compte rendu de la Société médicale des hôpitaux,* novembre 1876.

(3) Glénard, *Eau froide,* in *Lyon médical,* 1873.

(4) Becke, *die Complicationen der abdominal Typhus,* in *Canstatt's Jahrbuch,*
1870. —Voyez aussi Margarot, Thèse Montpellier, 1877.

(5) Pécholier, *sur les Indications du traitement de la fièvre typhoïde par la
créosote ou l'acide phénique et les affusions d'eau froide.* Montpellier, 1874.

Pour nous résumer, nous dirons que, d'une façon générale, le traitement repose sur les trois indications suivantes : 1° relever l'état général ; 2° détourner le mouvement fluxionnaire ; 3° combattre, s'il y a lieu, la parésie cardiaque.

La première et la dernière de ces indications seront admirablement remplies par l'emploi des toniques et des stimulants, tels que le quinquina, le vin, l'alcool, et c'est sur ces agents que doivent certainement reposer les plus sérieuses espérances du médecin. A la deuxième s'adapteront, suivant les cas, l'ipéca, les vésicatoires, et surtout les ventouses sèches appliquées en grand nombre.

CONCLUSIONS

Diverses lésions pulmonaires peuvent se déclarer dans le cours de la fièvre typhoïde. Ces lésions sont, par ordre de fréquence : la bronchite, la congestion, la pneumonie, la phthisie, l'apoplexie, la pleurésie, le pneumothorax, l'embolie, la gangrène.

Les accidents thoraciques de la fièvre typhoïde peuvent être ramenés à une double origine : les uns, purement passifs, se rattachent à l'état du cœur ; les autres, franchement inflammatoires, paraissent, d'après les données actuelles de la science, pouvoir être attribués à une localisation du virus typhique.

L'hypostase caractérise le premier groupe, auquel appartiennent les congestions passives, la pneumonie hypostatique, la broncho-pneumonie.

La pneumonie lobaire est le type du second.

De nouvelles et nombreuses recherches sont, d'ailleurs, nécessaires pour asseoir définitivement la doctrine du germe contage.

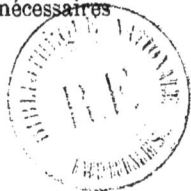

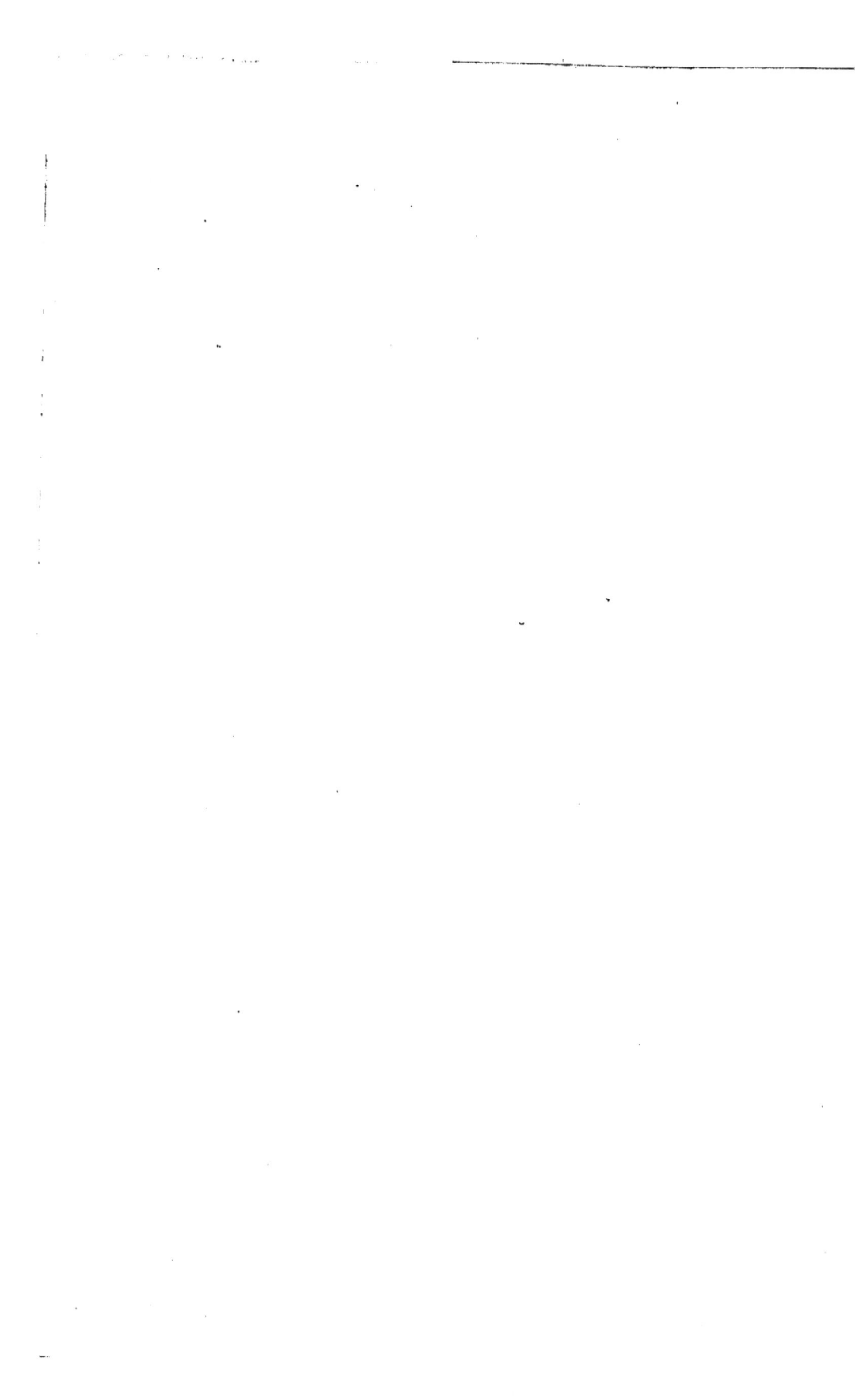

www.ingramcontent.com/pod-product-compliance
Lightning Source LLC
Chambersburg PA
CBHW070841210326

41520CB00011B/2297